JN189695

本当に知ってる？

細胞を培養する方法

編著 古江 - 楠田美保

じほう

序　文

2015年から2016年にわたって，じほう発行の月刊誌「PHARM TECH JAPAN」に細胞培養におけるコツを記載した「本当に知ってる？　正しい細胞培養の手法」を連載で掲載していました。

培養細胞は生き物であり，繊細で外界からの刺激に敏感なため，細胞を培養するためにはさまざまなノウハウが必要です。プロトコールにすべてを記載しきれないことが多く，成書だけでは説明が不足しています。

iPS細胞が発明されて，培養細胞が基礎研究だけでなく，創薬，再生医療，動物実験代替法など，利用される分野が広がりつつあり，同時に細胞培養に携わる方々が増えてきました。一方で，細胞培養学は整備されておらず，十分にこれまでの知識やノウハウを皆様に伝えきれていないのが現状です。

PHARM TECH JAPANに連載した内容には，さまざまな場面で培養実習などで指導させていただいた経験をもとに，皆様にお伝えすべきことを少しは盛り込めたのではないかと思います。

培養を初めて間もない方だけでなく，長く培養経験のある方も，退屈しない内容になっているかと思います。単行本では，連載の順番とは変更になっているため，前後している話もあるかもしれませんがお許しください。皆様が生き生きした細胞を育てるために，この本が少しでもお役に立てれば，幸いです。

なお，当該内容は，医薬基盤・健康・栄養研究所所属時に執筆した内容をまとめたものです。

2019年6月

古江美保

編著者

古江美保 　　日本組織培養学会 評議員
　　　　　　　元・医薬基盤・健康・栄養研究所 ヒト幹細胞応用開発室 研究リーダー

執筆者

片岡　健 　　日本組織培養学会 細胞培養基盤教育委員会・委員長
　　　　　　　岡山理科大学 理学部 臨床生命科学科 教授
筒井健機 　　日本組織培養学会 評議員
　　　　　　　日本歯科大学 名誉教授

協力者

菅　三佳 　　理化学研究所バイオリソース研究センターiPS創薬基盤開発チーム　開発研究員
　　　　　　　（元・医薬基盤・健康・栄養研究所 ヒト幹細胞応用開発室）
上田直子 　　株式会社レイメイ 研究開発・製造部 研究員
　　　　　　　（元・医薬基盤・健康・栄養研究所 ヒト幹細胞応用開発室）
若林真理 　　株式会社ジェイテックコーポレーション
　　　　　　　（元・医薬基盤・健康・栄養研究所 ヒト幹細胞応用開発室）

CONTENTS

ベンチをアレンジしていますか？

　普段自分が使っていないクリーンベンチや安全キャビネットを使うときに，まず，座ってベンチを70%アルコールで清拭した後，何をしますか？　培養実習で皆さんを見ていると，何も考えずに，そのまま使い始める方が意外に多いのに驚きます。もしかして，普段使っているベンチも，何も考えずにお使いになっている方が多いのでしょうか？　そのために，作業の際に左手と右手が交差していたりしませんか？　それは，目の前にある作業対象物の上を通ることを意味しています。ベンチにおいては，手は汚染源と考えて，作業しているプレートの上を手が通らないようにレイアウトするのが望ましいです。また，作業者のアプローチの長さはそれぞれ違うはずですから，ベンチで使う器具などを自分の使いやすいように，前後左右に配置し直す必要があります。

　もう1つ，驚くことに，「クリーンベンチの中に置いておけば無菌状態が保てる」と思っている人たちがいる，ということです。培地を分注して入れた50mLチューブの蓋を開けたまま，クリーンベンチのシャッターを閉めてファンを止めて，その場を離れていったのです！　しかし，さらに，強者も見かけたことがあります。居室で使っているまな板を「カビが生えたので滅菌してくる」と，まな板をクリーンベンチの中へ持っていったのには，空目してしまいました。安全キャビネットもクリーンベンチも滅菌はできませんし，風が吹いていない状態ではクリーンではありません。

　まさか，皆さんはこんなことはしていないと思いますが，前述した器具のレイアウトのことも含めて，ベンチの上に置く器具の配置について説明します。

【チェックポイントその1】

取説を読もう

　最近はいろいろな構造のものがあるようです。まずは，その取扱説明書をよく読みましょう。私のラボでも，安全キャビネットの取扱説明書をよく読んでみたら，「緑のランプが上下しなくなって落ち着いてから使うように」と書いてあった，

というのを最近みんなが知ったということがありました（苦笑）。稼働させて15分置いてから使っていたので問題はなかったものの，せっかくインジケーターが付いていたのに宝の持ち腐れでした。昨今，いろいろな機種が販売されています。それぞれ特徴があり，気流の流れによってはベンチの上に置く器具の配置も考慮する必要があります。また，クリーンベンチは扱えるものが限られていますので，バイオハザード対策を考えて使用する必要があります。ヒト由来やサル由来細胞は，樹立株であってもBSL2として取り扱うのが望ましいとされています。自分が行っている作業がクリーンベンチで良いのかどうかは，改めて確認することをおすすめします。

【チェックポイントその2】

稼働させてしばらく置こう

　まず，ベンチやキャビネットを稼働させて，しばらくはそのままにして，空調を安定させることが必要です。その間，顕微鏡で細胞をチェックしたり，実験ノートを書き始めるなどの作業を行うなどしているとちょうどよい時間になるのではないでしょうか。時々，培養実習で空気の吸い込み口にプロトコールを書いた紙を置いている方を見かけます。マグネットがなくても紙が固定されて便利かもしれませんが，気流の流れが邪魔されるとクリーン度は保てません。気流を邪魔するようなことは絶対にしてはいけません。機種によっていろいろですが，大枠としては以下の手順を守りましょう。

　1．事前にUVランプをつけて15分以上。
　2．UVランプを消す。
　3．フードを10cm程度あけて，空調を稼働させ，5〜15分（時間は機種による），
　　　そのまま置く。
　4．ベンチを奥から手前にかけて70%エタノールで清拭する。
　5．使用する器具等を70%エタノールで清拭してベンチの中へ入れる。
　6．気流を邪魔するような場所に器具，ノートなどは絶対に置かない。

【チェックポイントその3】

試験管立てをどこに置くか？

　何気なく使っている試験管立てですが，置く場所によって，ずいぶん作業効率が変わってきます。ガスバーナーを使っている場合は，このガスバーナーとの位

置関係も調整が必要です。最近は滅菌梱包済みのプラスチック製品を使うことが多く，ガスバーナーを使う頻度は少なくなっているところが多いのではないでしょうか。

☆試験管立ては，腕を軽く曲げて届くぐらいのところに置く。アプローチが短い場合は，手前で何か作業する際には後方へ移動させ，作業するものがない場合には，試験管立てを手前に移動させ，作業に応じて有効にスペースを使えるようにする（図1）。

☆ガスバーナーを使わない場合は，試験管立ては中央の使いやすい場所に設置す

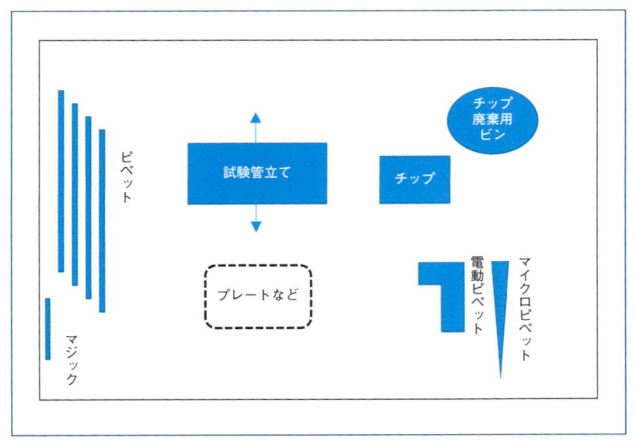

図1　ガスバーナーを使わない場合の器具の配置

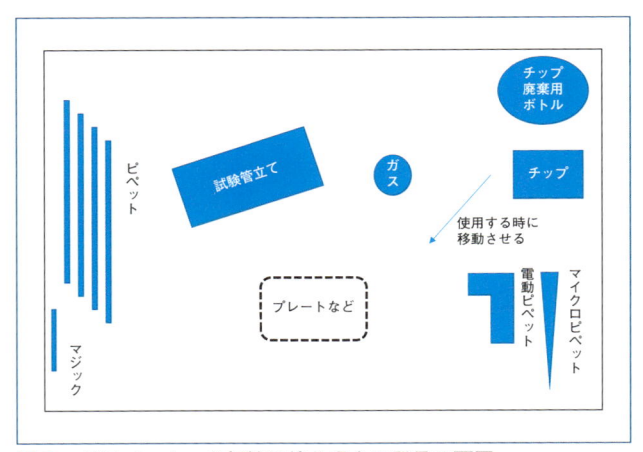

図2　ガスバーナーを頻繁に使う場合の器具の配置

る。

☆ガスバーナーをかなり頻繁に使う必要がある場合は，ガスバーナーをやや中央寄りに配置し，試験管立ては平行か，角度を付けて配置する（図2）。

☆ガスバーナーをあまり使わない場合は，試験管立てをできるだけ中央の使いやすい場所に配置する（図3）。

これらのポイントを踏まえて，作業者が自分で作業しやすいレイアウトを見つけていきましょう。

【チェックポイントその4】

チップラックをどこに置くか？

マイクロピペット用チップのラックを左側に置くと，作業しようとするプレートの上を右腕が通ることになります。もちろん，蓋をしているとしても，作業対象物が手で目隠しされてしまいます。作業対象物からは目を離さないほうがよいです。例えば，肘があたってプレートを動かしてしまうこともあるかもしれません。作業対象物が手の影に隠れないような作業をするようマネジメントしましょう（図4）。

【チェックポイントその5】

チップをどこに捨てるか？

これはなかなか悩ましい問題です。ゴミですから，すぐに外に出せるような場

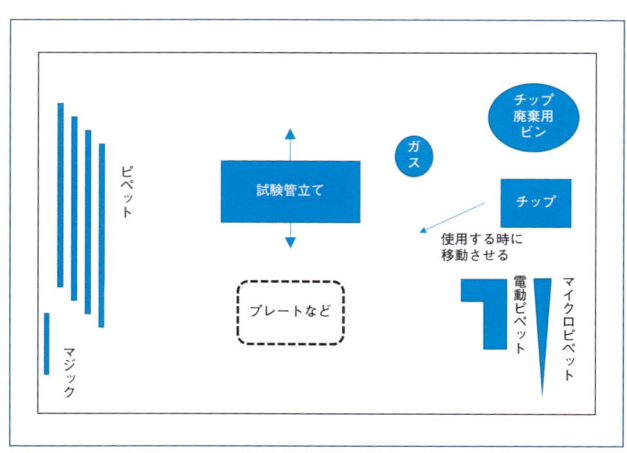

図3　ガスバーナーをあまり使わない場合の器具の配置

所に置きたいと思う人たちもいると思います。それでもよいのですが，あまりプレートや作業者に近いところに置くと，万が一チップが勢い余って廃棄用ボトルに跳ね返りベンチ上に飛んでプレートに入ったり，自分に飛んできたりしそうです。もちろん，そんなことは絶対にあってはいけません。皆さんもそうならないように十分注意していると思いますが，実は，一度ぐらい経験があるのではないでしょうか。日本組織培養学会の実習においても，チップをあちこちに飛ばす方を見かけます。万が一にもあることは備えたほうがよいので，私はできるだけ，プレートから離れたところに置くようにしています。

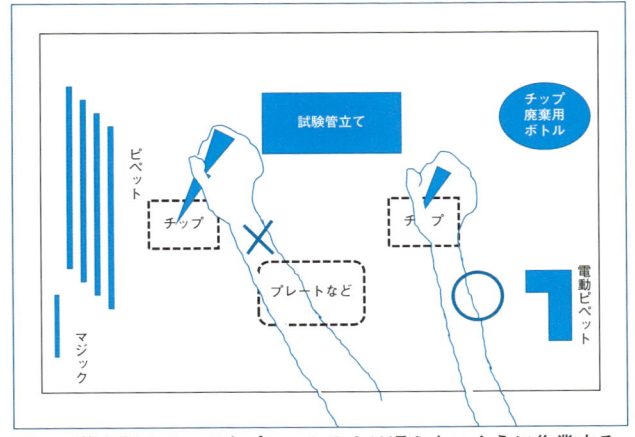

図4 蓋を閉めていてもプレートの上は通らないように作業する

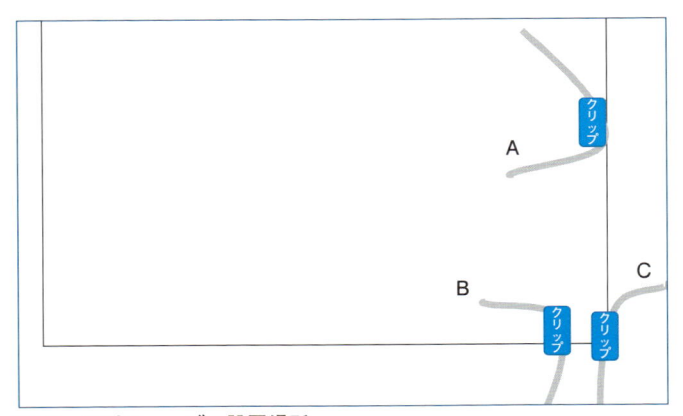

図5 吸引チューブの設置場所

【チェックポイントその6】 ||||||||||||||

吸引チューブをどこに置くか？

　これも悩ましい問題ですよね。この配置やセッティングをうまく考えてくれる設計ってないものでしょうか？　配置としては3カ所考えられます（図5）。

配置A：安全キャビネットでは，この配置が取れるようになっている構造のものが多いと思います。しかし，この場合は，吸引システムすべてを取り外しての滅菌ができない構造になっています。コネクター部分も取り外し可能な設計のものがあるのでしょうか？

配置B：吸引システムまるごと滅菌できるように設置するなら，BかCの配置となるのでしょうか。問題は，吸引チューブの先端を中に置くか，外に置くか。十分に吸引しきってしまえば，Bのように中に置いても液だれしませんが，微量に残った液が吸引チューブの固定の角度で垂れてきてしまうことがあるので，十分注意が必要です。スペースが十分広く，作業の際にも邪魔にならないように設置できるのであれば，Bの配置が望ましいように思います。このままだとシャッターを完全に閉められないので，最後はやはり吸引チューブは外に出すことになります。

配置C：この配置だと，液だれの心配はなく，シャッターも完全に閉められます。ですが，吸引チューブの先端が外に出ているのが気になる，という方もいるかと思います。私のラボでは，時折がさつなメンバーがいたりするので，液だれが心配ですし，ベンチのすぐ左横にチューブを保持することができないので，Cで配置しています。

　いかがでしょうか？　答えはありませんので，ご自分が作業しやすいように考えてみましょう。「こんなものがよいのではないか」というご意見がありましたら，ぜひ提案いただければと思います。

古江美保

■参考文献
1）日本組織培養学会編：細胞培養実習テキスト P15-16，じほう

正しい培地を注文していますか？

細胞を培養するために使う培地を正しく使用できていますか？　培地なんて，増えればなんでもいいと思っていませんか？　同じDMEMとして販売されていても，HEPES，NaHCO$_3$，グルタミン，フェノールレッドなどが含まれていない製品もリストされています。はじめて扱う細胞の場合に，どの培地を使用するべきなのか，確認する必要があります。確認しないで実験室に長く置いてあった培地を使い，細胞が増えず，悩んでしまう方も多いようです。ここでは基礎培地の選び方について説明します。

【チェックポイントその1】

基本培地って何？

最近は組成非公開の培地がセットとなった細胞も市販されており，使用している培地に何が入っているのか，わからない場合もあると思います。そのような場合であっても，おおむね，基本培地（基礎培地）に添加因子が含まれている構成となっています。さて，基本培地って何でしょうか？　低分子量の既知成分からなる培地をBasal medium，日本語では，基本培地あるいは基礎培地と呼ばれます。または合成培地（Synthetic medium）ともいいます。基本培地には細胞が生きるために必要な基本的な栄養成分が含まれており，主な成分として，各種アミノ酸，ビタミン，脂質，糖質，核酸塩基，無機塩，ミネラルなどです。ですが，この基本培地だけでは，一部の株細胞やがん細胞を除いて，多くの種類の細胞は増えることはできません。最適な増殖や機能発現には，基本培地に血清（多くは胎児ウシ血清）や，あるいは細胞成長因子，ホルモン，細胞接着因子，組織抽出成分などを添加する必要があります。

➡ 培地の組成を理解しよう！

【チェックポイントその2】

まさか，基本培地の型番を指定しないで発注していませんか？

まさか，発注書に"DMEM培地"と書いて注文していませんか？　これだけ

しか書いていないとすれば，正しい培地を注文できていないかもしれません。例えば，DMEM（Dulbecco's Modified Eagle Medium）の場合，高グルコースか低グルコース，あるいはグルコース不含なのか。また，グルタミン不含，グルタミン含有，グルタミン代替品含有（L-アラニン-L-グルタミン溶液やGlutaMAX™など）なのか。HEPES（4-（2-ヒドロキシエチル）ピペラジン-1-エタンスルホン酸），重炭酸ナトリウム（$NaHCO_3$）含有か，どちらかだけか，どちらも入っていないか。KnockOut™ DMEMなんていうのもありますし，ピルビン酸ナトリウムが添加してあるものもあります。さらには，フェノールレッドが入っていない製品もあります。もっといえば，粉末の製品もあります。カタログを見てみるとたくさんの種類の製品リストがあり，パニックになってしまうかもしれません。落ち着いて，適切なものを選びましょう。基本的な確認事項は以下のようなものがあげられます。

①グルコース

　基本的にはグルコースは必須です。グルコース不含培地は特別な実験を行う場合のみでしょう。DMEMの場合は，グルコースが4,500mg/L（高グルコース）と1,000mg/L（低グルコース）のものがありますが，何も書いていなければLow Glucoseの組織です。指定された条件での培養をおすすめします。

②グルタミン

　グルタミンについては，以下で詳細に述べますが，使用を開始する際に添加することができるようグルタミン（－）のものを選択することをおすすめします。後から添加するのが面倒であれば，グルタミン代替品であるL-アラニン-L-グルタミン溶液やGlutaMAX™などが含まれているものを使用しましょう。ただし，目的とする細胞がその条件で問題がないかどうかを事前に確認する必要があるでしょう。

③緩衝剤

（i）重炭酸ナトリウム（$NaHCO_3$）

　CO_2を使用しないインキュベーター内で培養する場合には重炭酸ナトリウムが含まれていない培地を選択します。CO_2インキュベーター内で培養する場合には，重炭酸ナトリウムが含まれている培地を選択します。

　緩衝剤が重炭酸ナトリウムだけでHEPESを含まない場合，保存には注意が必要です。というのは，溶液で放置したり，熱をかけることにより，重炭酸ナトリウムは炭酸ナトリウム，二酸化炭素，水に分解されてしまい，培地

のpHが上がってしまうのです。

$$NaHCO_3 \rightarrow Na^+ + HCO_3^-$$

$$HCO_3^- + H_2O \Leftrightarrow CO_2 + H_2O + OH^-$$

　pHの上昇は細胞への直接的なダメージを与えます。液体培地を開封後は，ボトル内の空気ができるだけ少なくなるように小瓶に移し替え，蓋とボトルの隙間から空気が出入りしないように，パラフィルムを巻きます。また，培地交換の際，ボトルを室温に出しておく時間や温度変化をできるだけ少なくして，CO_2が抜けないよう作業しましょう。

(ii) HEPES

　　重炭酸ナトリウムだけでは緩衝作用が十分ではない場合が多いでしょう。そこで，pH 7.2～7.6で安定化させるために，一般的にはHEPESも含まれている培地を使用します。しかし，HEPESは細胞によっては毒性があります。使用にあたっては，十分注意する必要があります。

④無血清培養用の培地の選択

　血清を用いない無血清培養に使用する基本培地には，血清に含まれている必要な因子を添加する必要があります。そのほかにもさまざまなノウハウがあります。

　いいかげんな注文で培地を入手してしまうと，目的とする実験が行えない，細胞が増えない，あるいは，死んでしまうこともあります。正しい培地を入手するために，メーカーと型番を明確にして注文することが必要です。

➡ 培地の発注はメーカー，型番を書こう！

【チェックポイントその3】

まさか，グルタミンを添加するのを忘れていたりしませんか？

　はじめて培養する方がよくはまる罠に，基本培地にグルタミンを入れないで使用してしまうことがあります。グルタミンは細胞の栄養源として重要な必須アミノ酸ですが，基本培地には含まれていない場合が多いのです。というのは，培地に溶解されるとアンモニアへ分解されやすく，細胞毒性を示すことから，使用開始時に添加するようになっている培地が多いのです。

　グルタミン粉末は－20℃に保存しておき，使用時に溶解してフィルター滅菌し，基本培地に添加します。培地の有効期限が十分にあっても，グルタミンを添加したら2～3週間以内に使用することが推奨されています。

　最近はすでにグルタミンが入っている製品，あるいは，分解されにくいグルタミン代替品が入っている製品もあります。逆に，グルタミンを入れるもの，と覚えていると，２倍量のグルタミン相当量を入れてしまっていることもあるので，組成を十分に確認しましょう。

➡ 培地のグルタミンを確認しよう！

【チェックポイントその4】 ||||||||||||||||

まさか，基本培地をオートクレーブで滅菌していませんか？

　オートクレーブをかけても変性しない組成からなる粉末培地は超純水か２回蒸留水に溶解し，オートクレーブをかけることが可能です。オートクレーブ後，閉鎖瓶に入れてオートクレーブをかけた重炭酸ナトリウムを添加し，NaOHでpHを調整して使用します。しかし，どの粉末培地もオートクレーブをかけられるわけではありません。

　最近は液体培地として市販されることが多くなりましたが，広く使用されていない培地は粉末で市販されています。粉末培地を超純水か２回蒸留水に溶解し，グルタミン，HEPES，重炭酸ナトリウムなどを添加してpHを調整後にメスアップして，加圧フィルター滅菌して使用します。

➡ オートクレーブ可能と書いてなければ，オートクレーブはかけちゃダメ！

【チェックポイントその5】 ||||||||||||||||

まさか，基本培地はどれでもいいと思っていませんか？

　細胞を維持する場合には，基本は樹立者が使用した培地，あるいは，その細胞の供給元のバンクからの情報に基づいて培地を選択します。しかし，アッセイなどの実験に使用する場合，あるいは維持培養条件を変更する場合には，基本培地を変更する必要が出てきます。まず，それぞれの基本培地の特徴を理解しておく必要があるでしょう。

　動物細胞培養によく利用される基本培地の多くは，1950年代～1980年代にか

表1　基本培地の種類

- Eagle系の培地（BME，MEM，DMEM，αMEM）
- RPMI系培地（RPMI1629，RPMI1630，RPMI1640）
- 血清添加用培地：Fisher's培地，L15培地
- 無血清培養用培地：Ham's培地（F10，F12），MCDB培地（104，105，107，110，131，151，153，170，201，302）

けて開発されました。開発された経緯により，大きく4種類に分類されます（表1）。

①Eagle系の培地

・MEM（Minimum essential medium）
Eagle博士はマウスL細胞やHeLa細胞を培養するために，必須アミノ酸と塩類で構成されるBME（Basal medium Eagle's）を開発しました。この培地にアミノ酸量などを増量して改良を加えたものがMEM培地です。接着性株細胞の基本培地として広く利用できるものになっています。アール塩のMEM培地は5％CO_2中で使用するものとして調製され，ハンクス塩は大気中で使用するよう調製されています。

・αMEM培地
MEM培地に比べてアミノ酸とビタミンが増量されており，他に核酸塩基類やリポ酸を含み，多くの細胞の培養に使われています。低グルコースは5％CO_2，高グルコースは10％ CO_2で使用するよう調製されています。

・DMEM（Dulbecco's modified Eagle medium）
Dulbecco博士がBME培地にアミノ酸やビタミンを増量し，ピルビン酸，グリシン，セリン，鉄などを加えて長期の培養に適した処方にしたもので，「Dulbeccoが改変したEagleの培地」，すなわちDMEMと呼ばれています。

②RPMI系培地

RPMI（Roswell Park Memorial Institute）で開発された培地シリーズです。リンパ球培養のために開発されたRPMI1640培地が最も有名でしょう。グルタチオンやアスコルビン酸といった抗酸化剤を添加してあるのが特徴です。ハイブリドーマ細胞，ヒトリンパ球系細胞などの浮遊細胞培養に利用されます。

③血清添加用培地

・Fisher's培地（Fisher's medium）
Fisher's培地は葉酸濃度が高い培地でリンパ球細胞の培養に適しています。

・L15培地（Leubovitz's L15 Medium）
重炭酸ナトリウムを含まず，グルコースの代わりにガラクトースとピルビン酸が添加されており，CO_2インキュベーターを使用しない大気中の培養環境で培養可能です。

④無血清培地用培地

・F10（Ham's F10 Nutrient Mixture），F12（Ham's F12 Nutrient Mixture）
コロニー増殖のような少数細胞の培養では，増殖に必要な栄養要求にはより

厳密なものが求められます。Ham博士らは，微量血清添加でチャイニーズハムスター卵巣細胞（CHO細胞）のコロニー増殖を指標にして，他の基本培地に比べ多くの成分を含みますが，アルギニン以外のアミノ酸量を減量したF10およびF12培地を開発しました。F10はCHO細胞の無血清，血清添加の条件での培養や，COS-7，ラットアストロサイトなどの培養に利用されます。F12はCHO細胞の無血清，血清添加の条件での培養や軟骨細胞など，幅広い細胞に使用されています。

・MCDB培地

Ham博士らはF10やF12培地を基本として，さらに微量金属の添加（セレンなど）を加えて，組織や器官から分離した正常細胞の初代培養や継代培養に使用できる基本培地として，一連のMCDB培地（104，105，107，110，131，151，153，170，201，302培地など）を開発しました。これらの培地は細胞成長因子を加えることによって，無血清培地としても広く利用されています。

⑤DMEM/F12

近年，高密度培養に適したDMEM培地とコロニー増殖など少数細胞の培養に適したHam's F12培地を1：1の割合で混合した基本培地が，両者の培地の長所を生かした基本培地として，多くの細胞培養に使われるようになりました。がん細胞やヒト多能性幹細胞などの培養に利用されています。

➡ <u>基本培地の特徴と歴史を勉強してみましょう！</u>

いかがでしょうか？　基本培地の注文の際の参考になりましたでしょうか？

古江美保
協力者：菅　三佳

■参考文献────────────────────────────────
1）Freshney RI（ed）：Culture of Animal Cells, A Manual of Basic Technique, 5th Edition, John Wiley & Sons, Inc., New York, 2005
2）Davis JM（ed）：Basic Cell Culture, Second Edition, Oxford University Press Inc., New York, 2002
3）日本生化学会編：新生化学実験講座18　細胞培養技術，東京化学同人，P26, 1989
4）許　南浩／編：細胞培養なるほどQ&A，羊土社，2004
5）日本組織培養学会編：細胞培養実習テキスト P20，P23-24，P55-59，P98-100，じほう

ピペットの個包装を
正しく開封していますか？

　プラスチックピペットの個包装を，どうやって開けていますか？　まさか，「ビリビリ」って，破っていますか？

　細胞培養の操作に正しい答えがあるわけではありませんので，タイトルには少し語弊があるかもしれません。ですが，茶道の型もはじめからあったわけではなく，誰もが一定レベルのおいしいお茶を点てるために編み出された一連の流れと考えれば，細胞培養の操作も，誰もが一定レベルの期待する細胞をコンタミせずにすくすく育てるための一連の流れとして型があってもよいかもしれません。つまり，正しいというわけではありませんが，プラスチックピペットの個包装をうまく開ければ，作業しやすい流れができて，コンタミなどのトラブルを少なくすることができるのではないかと思います。そこで，ピペットと電動ピペットコントローラーの取扱い方法について説明します。

【チェックポイントその1】

ピペットを選んでいますか？

　従来の細胞培養においては，1，2，5，10，25，および50mLのメスピペット，2，5，および10mLの駒込ピペット（図1），パスツールピペット（図2）などが用いられています。

　最近はディスポーザブルの滅菌ピペットが安価になったため，駒込ピペットを使うことは少なくなったかもしれません。厳密な計量には向きませんが，手軽に使用できます。また，他の研究施設からもらってきて，まだマイコプラズマなど

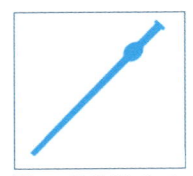

図1　駒込ピペット

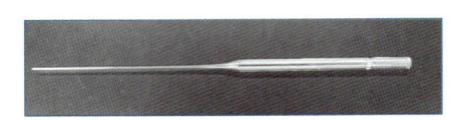

図2　パスツールピペット（ガラス）

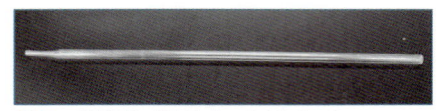

図3　吸引用プラスチックピペット

の微生物チェックをしていない細胞を取扱う時，電動ピペットや吸引システムは使えませんのでゴム球を使いますが，その場合には使いやすいのではないでしょうか。

　滅菌缶に詰めて乾熱滅菌（160℃，90分等）して使用します。マルチウェルプレートなどの培地の吸引や細胞凍結時のガラスアンプルへの細胞浮遊液注入などに使用します。ただ，ガラス製のパスツールピペットは廃棄時の取扱いが難しいと思います。油断すると怪我をしてしまいます。培地を吸引した後のパスツールで怪我するなんて，想像したくないですよね。廃棄時は怪我をしないよう十分気をつけましょう！　私たちは，2Lのペットボトルに入れて溜めておき，いっぱいになったらオートクレーブして廃棄しています。ただし，廃棄方法は地域や機関によって異なるので確認が必要です。

　シャーレやフラスコなどの培地を吸引する場合には，吸引用の綿が入っていない滅菌済プラスチックピペット（図3）の使用がおすすめです。先がやや太いので，多少液が残ってしまいますので，マルチウェルの吸引の場合はガラスのパスツールピペットを使用したほうがよいでしょう。

☆ガラス製メスピペット

　使用後，洗浄・滅菌して再利用できますので，エコですし，お財布にも優しいです。ガラスピペットを利用する場合は，微生物感染予防のための綿栓をし，滅菌缶に詰めて乾熱滅菌（160℃，90分等）して使用します。綿は脱脂綿ではなく，水をはじく布団綿を用いたほうがよいです。ただ，ピペットは使用後に十分な洗浄が必要です。また，無血清培養には向きません。洗浄しても微量に残った水道成分や洗剤成分が培地へ溶け出してしまい，無血清培養下の細胞の中に空胞が見えるようになり，増殖が止まってしまう場合が多いです。血清を使用している場合には問題なく細胞は育つようです。

☆容量の選択

　0.5mLの培地を取るのに10mLのピペットを使ってはダメです。それでは正確に液量を取ることは難しいのではないでしょうか。取りたい量が全容量に近いものを使用しましょう。たとえば，0.5mLの培地を取るのには，1mLのピペット

が適しているでしょうし，4mLの培地を取るのには，5mLのピペットが適しています。

➡ 目的にあったピペットを使おう！

【チェックポイントその2】 ‖‖‖‖‖‖‖‖‖‖‖‖‖

ピペットの個包装を正しく開封していますか？

　ピペットの個包装の開封は，「ビリッ」と包装を破ってしまうと（図4），その断端がピペットに当たって，無菌状態が保てていないかもしれません（図5）。包装を破かず，バナナの皮を剥くように開けましょう（図6）。開けたらそのままにするのではなく，包装を外側に折り曲げてしっかりと手で保持しましょう（図7）。

➡ ピペットの個包装はバナナ剥きしよう！

【チェックポイントその3】 ‖‖‖‖‖‖‖‖‖‖‖‖‖

　乾熱滅菌されたピペット缶から正しくピペットを取り出せていますか？

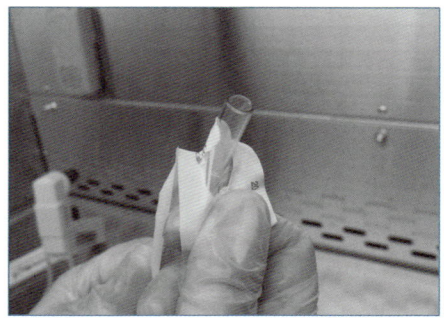

図4

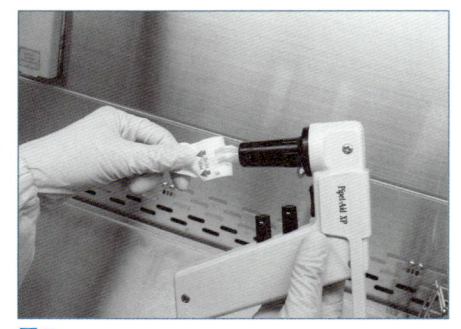

図5

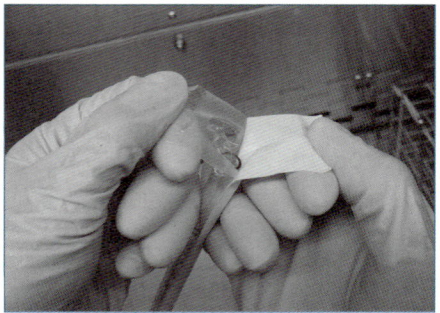

図6

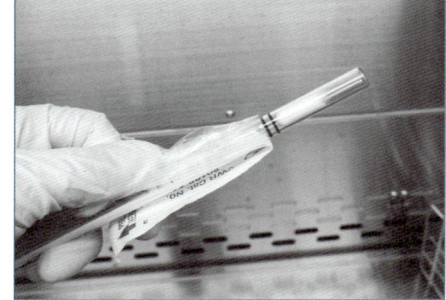

図7

滅菌缶の中でピペットが泳いでいると思われますので，まず，一度逆さに立ててピペットの先端の位置を合わせます（図8）。そこでそっと横にして，滅菌缶を扱いやすいところに置きます。ワイヤーの試験管立ての上に置くのがよいかと思います。専用のワイヤーフォルダーもあるようですが，高価です。プラスチックのピペットフォルダーの中に入れるのも扱いやすいですね。ゆっくりと滅菌缶の蓋を開けて，ガスバーナーで先端を火炎滅菌したピンセットを用いて，取り出そうとするピペットを少しだけ引き出し（図9），少し引き出したピペットの後端をつまんで

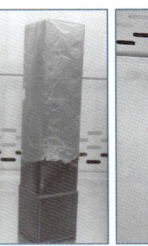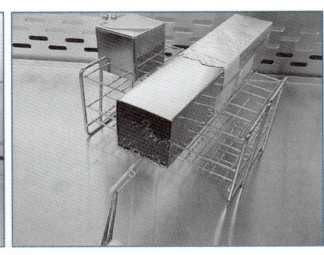

図8　　図9

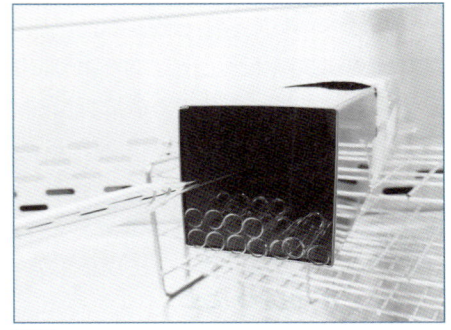

図10

そのピペットだけを上に持ち上げて，他のピペット（の上端）に触れないようにして抜き出します（図10）。ピペットの上端はそのピペット缶に入っているすべてのピペットについて汚染されているものと想定して取り扱ったほうが安全です。取り出したら，ピペット先端をガスバーナーの中に入れてゆっくりと前後させて火炎滅菌します。あまりゆっくりやるとガラスが溶けてしまいます。1〜2秒程度でしょうか。ですが，本来，乾熱滅菌されているはずですので，正しく取り出せれば，火炎滅菌する必要はありません。

➡ 滅菌缶からは，他のピペットの上端に触れないようにしてピペットを抜き出そう！

【チェックポイントその4】

ピペットコントローラーへピペットを正しく差し込んでいますか？

ピペットのできるだけ上端を持つようにします（図11）。ピペットは遠心管や培地びんに出し入れすることもあるので，先端から中央を持ってはいけません。ガラス製のピペットでは上端を持ってピペットコントローラーやニップルに取り付けないと，万が一ガラスが破損した場合，怪我をしてしまうことがあります。

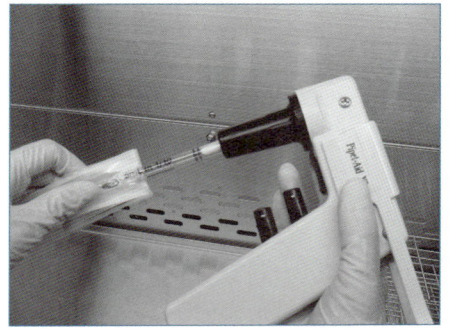

図11

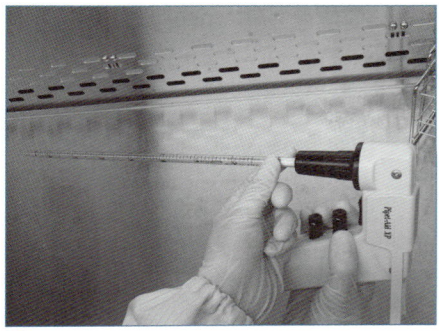

図12

また，差し込んだ後に目盛りが見えず，向きを変える場合にはピペットの下方からピペットの上端側を持ち，向きを変えます（図12）。

➡ ピペットのできるだけ上端を持とう！

【チェックポイントその5】

ピペットを持ったら，どこを見ていますか？

　ピペットを取り出したら，よそ見してはいけません。決してピペットが視界から出ないようにしましょう。ピペットは何かに一瞬たりとも触れたらもう無菌ではありません。1秒ルールなんて通じませんよ。ちょっと目を離してしまい，当たったかもしれない，でも，当たってないかもしれない，と思うような場合も，残念ながらそのピペットは捨ててしまいましょう。

➡ ピペットを取り出したら，ピペットから目を離さない！

【チェックポイントその6】

ピペットコントローラーの流速調整できていますか？

　ピペットコントローラーの流速が調整できることを知らない方たちが意外に多いようです（図13）。知っていても，使いこなせてないようです。

　細胞株の種類にもよりますが，概して細胞分散時には「強」で使用し，播種時の吐き出し時は「弱」にして

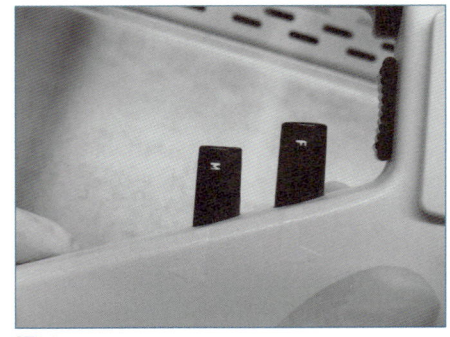

図13

使用します。特に，マルチウェルプレートへの細胞の播種時には，メリハリを付けた吐き出しをすることにより，均等に播種することができます。ヒトES/iPS細胞，また，神経系の細胞を扱う場合には，「強」にして細胞に培地やPBSが直接当たってしまうと，剥離してしまいます。吸引の流速は「強」，吐き出しは「弱」にしましょう。各社のピペットコントローラーの特徴もありますので，まずはそのピペットコントローラーとしっかりと遊んでみましょう。

➡ ピペットコントローラーはメリハリをつけて強弱を使い分けよう！

【チェックポイントその7】 ||||||||||||||||

ピペッティング方法を細胞に合わせていますか？

　細胞をバラバラにする時に，その細胞の種類や状態に合わせて，ピペットの容量やコントローラーの強弱，回数を変更しましょう。

　ケラチノサイトなどの上皮系等の接着の強い細胞，ヒトのES/iPS細胞をシングルセルへ分散する場合には，吹き出し穴が大きめの10mLのメスピペットを用いてピペットコントローラーの流速を「強」でしっかり手早くピペッティングをしましょう。細胞へのダメージを考えて「弱」で優しくピペッティングすると，作業時間が伸びて，結果的には細胞へのダメージが大きくなってしまいます。

　マウスのES/iPS細胞の分散の場合は，5mLの先が少し細めのピペットをチューブの底に押し付けてピペッティングするという方法もあります。私たちは，ヒトES/iPS細胞と同様に吹き出し穴が大きめの10mLのメスピペットを用いてピペットコントローラーの流速を「強」でしっかり手早くピペッティングをしています。

　細胞をできるだけバラバラにしたい場合，フラスコやシャーレの中で一生懸命ピペッティングしても，なかなかシングルセルになってくれません。むしろ，50mLチューブに回収して，泡が出ないように吹き出し穴が大きめの10mLのピペットを用いて「強」でピペッティングを5〜10回程度行ったほうが，確実にバラバラになってくれます。でも，そんな時，「きっとバラバラになったはず」ではなく，ちゃんと細胞浮遊液を少量シャーレに取って顕微鏡下で観察して分散状況を確認しましょう。まだ，大きなクランプがあるようであれば，再度ピペッティングを行いましょう。でも，20回以上のピペッティングは細胞を傷めてしまいますので，一度遠心して上清を除き，再度，トリプシンなどの酵素処理を行ったほうがよいです。

　一方，神経系の細胞は接着が弱く，「強」でピペッティングを行うと神経線維

が断裂してしまいます。優しく「弱」でピペッティングを行いましょう。線維芽細胞や骨芽細胞などの間葉系の細胞は，株による特性が違いますし，また，継代後の日数でバラバラになりやすさが違います。継代後の培養期間によっても分散状況が異なります。その細胞の特徴を十分に把握して，その細胞の状態に合わせたピペッティングが必要となります。

➡ 細胞株に合わせたピペッティングをしよう！

　さて，どうでしょうか？　ピペット，ピペットコントローラー，顕微鏡は「培養の三種の神器」です。もう「ビリビリ〜」って包装を破ったりしないですよね？

古江美保

■参考文献
1）日本組織培養学会編：細胞培養実習テキスト P21，P24，P26-28，じほう

細胞を本当に見ていますか？

　細胞を培養する際には，細胞をちゃんと観察することが大事です。では，本当に細胞が見えていますでしょうか。皆さんとお話をしていると，あれ？ちゃんと見えていないのかな？　と思うことがしばしばあります。遺伝子解析や免疫染色を行う前に細胞を顕微鏡下で観察することにより，細胞のさまざまな情報を簡易的に得ることが可能です。本当に目的の細胞なのか？　細胞がきちんと増えているのか？　そこでこの項は，細胞の観察についてのお話です。

　まず，細胞を観察するためには顕微鏡が必要です。細胞培養をはじめたものの，顕微鏡がなかったという話を聞いたことがあります。また，位相差観察機能が付いていない生物顕微鏡しかなかったという話もあります。透明な細胞を観察するためには，位相差顕微鏡が必要です。そのうえで，観察のポイントがあります。

【チェックポイントその1】

まさか，位相差観察を知らない？

　細胞のようにほぼ無色で透明なものは，波長（色）と振幅（明るさ）に周辺との差が少ないので，通常の光学顕微鏡ではその内部構造を観察できません。位相差顕微鏡は，このような生きた細胞を観察するために，特殊なリング絞りと位相リングがコンデンサーレンズと対物レンズにそれぞれ取り付けられています。細胞は微妙に異なる屈折率をもつ微細構造でできているため，そこを光が通ると光波の進み，または遅れ（位相差）が生じるのです。位相差顕微鏡はこれを位相板によって強調し，屈折率の小さな差を像の光度あるいはコントラストの差として目に見えるよう工夫されています。

　また，生きた細胞は，シャーレやフ

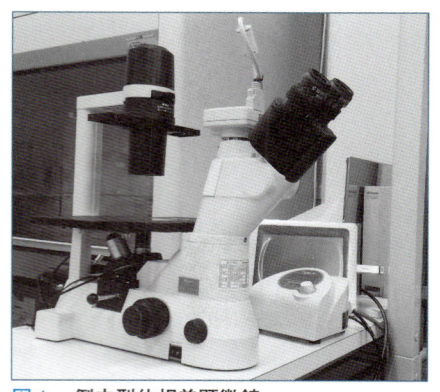

図1　倒立型位相差顕微鏡

ラスコなどに培地を入れたまま観察を行うことが多く，そのためには容器の下から観察するため，倒立型の顕微鏡（図1）が必要になります。

➡ 実験室にある倒立型位相差顕微鏡を確認しよう！

【チェックポイントその2】||||||||||||||||

まさか，対物レンズが専用じゃない？

　位相差顕微鏡の対物レンズは，位相リング付き位相差専用対物レンズとなっています。通常，細胞を観察するときは，40倍，100倍，200倍で観察します。顕

微鏡に付いている×4，×10，×20の対物レンズが位相差専用であることを確認しましょう。また，それぞれのレンズにはPhL，Ph1，Ph2と位相リングのサイズが記載されていることを確認しましょう（図2）。

➡ 対物レンズが位相差専用であることを確認しよう！

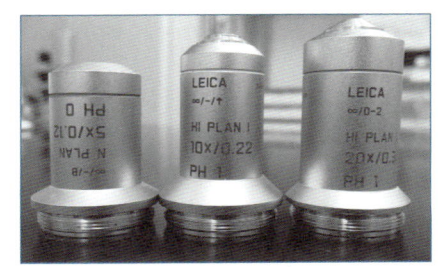

図2　位相差専用対物レンズ

【チェックポイントその3】||||||||||||||||

まさか，リング絞りを変えたことがない？

　リング絞りスライダー（Phスライダー，図3），あるいはコンデンサーターレットを触ったことがないというのが，細胞をきちんと観察できていない方のなかで

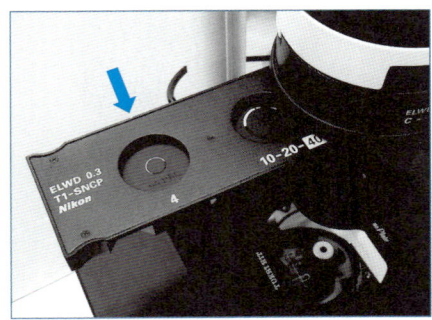
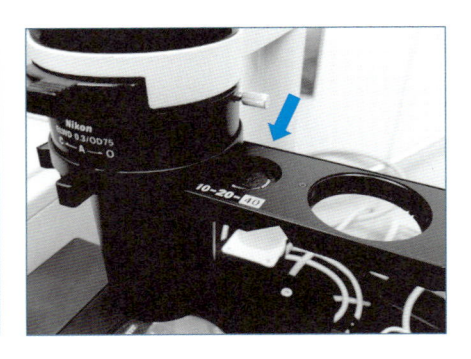

図3　リング絞りスライダー（Phスライダー）
左：×4の対物レンズに対応するリング絞り　右：×10-20-40の対物レンズに対応するリング絞り

は一番多いように思います。顕微鏡のメーカーや機種によって取り付け位置や形態が違うので，迷うことが多いかもしれません。対物レンズで確認したPhL，Ph1，Ph2が対物レンズ以外の場所にも記載があります。リング絞りスライダーあるいはコンデンサーターレットです。これを，対物レンズに記載されている位相板のサイズと同じPh1あるいはPh2に合わせます。また，最近の顕微鏡では，リング絞りに4，10-20などと書いてある場合もあります。

➡ 各対物レンズに対応したリング絞りに合わせよう！

【チェックポイントその4】 ||||||||||||||

まさか，いきなり×100で見てますか？

さて，顕微鏡があることを確認できたら，細胞を観察してみましょう。はじめに，弱拡大にて観察しましょう。対物レンズを×4にして，接眼レンズは×10になっていることを確認しましょう。つまり，細胞を×40で見ることになります。

まず，フラスコあるいはシャーレの全体を見ていきます。各自いろいろな観察方法があると思います。私は，フラスコあるいはシャーレの中央を見て，それからその周辺を回るように観察していきます（図4）。

このようにして全体を見回すと，以下のことがわかります。

①たくさんの小さい黒いゴミのようなものは浮遊していない。

②中心部だけに細胞が接着しているのではなく，まんべんなく細胞が接着している。

③全体の何割ぐらいに細胞がいるのか。

④細胞の形態が一部異なるものがいる（図5）。

⑤いつもとは違う形の細胞はいない。

⑥コロニーを形成する場合，形や辺縁がだいたい全体的に似通っている。

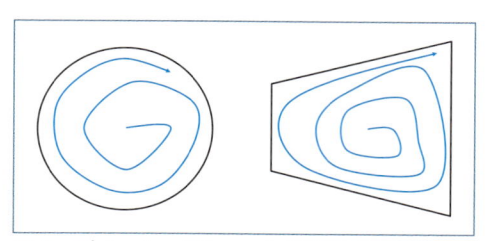

図4　ディッシュやシャーレを顕微鏡で観察する方向の例

⑦コロニーの辺縁がスムースになっている(図6)。

もちろん,小さい黒いゴミのようなものが浮遊していてはいけませんし,細胞がどこかに偏って接着していてもいけません。また,いつもとは違う形の細胞がいたら,大騒ぎしなくてはなりません。

➡ まずは,弱拡大で,容器全体を眺めよう!

【チェックポイントその5】|||||||||||||||||

まさか,昨日の細胞の形を覚えてない?

×40で全体を見たら,次に×100や×200で個々の細胞の形を確認していきます。そのとき,昨日の形はどうだったか,覚えておく必要があります。昨日とはどう違うのか? 人間は忘れやすいものですから,文明の利器に頼って,毎日,デジタルカメラで画像を保存しておくのがよいですね。細胞の形については以下のことを確認します。

①細胞の形はどうか?
    (ア)丸い
    (イ)三角
    (ウ)四角
    (エ)菱形

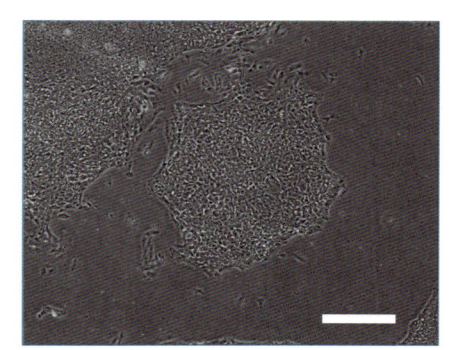

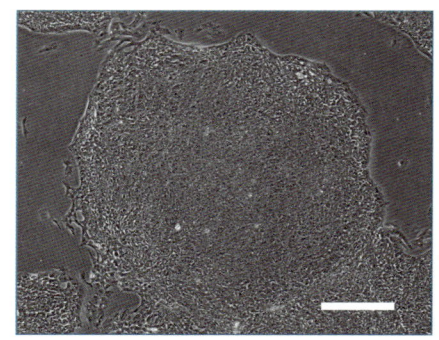

図5 ヒトiPS細胞株 Tic(JCRB1331)の継代後2日目のコロニー
Ticを無フィーダーにて動物由来成分不含のhESF-FX培地で培養した。継代後2日目の培地交換後のかなり小さいコロニーであり,コロニーの辺縁がギザギザしている。コロニーの周辺に形の違う細胞がいる(×40,Bar 500μm)。

図6 ヒトiPS細胞株 Ticの継代後3日目のやや小さめのコロニー
培地交換後のかなり小さいコロニーであり,コロニーの辺縁がスムースになってきている。辺縁の一部が少し光っている。コロニーの中心部は細胞と細胞の境界が不明瞭になっている。コロニーの周辺部は細胞の境界が明瞭になっている(×40,Bar 500μm)。

②細胞の辺縁はどうか？

 （ア）スムース

 （イ）光っている

 （ウ）ギザギザしている

 （エ）線維が出ている

③核の形はどうか？

 （ア）大きい

 （イ）小さい

 （ウ）扁平

 （エ）丸い

④細胞質の中の様子はどうか？

 （ア）均質

 （イ）空胞がある

 （ウ）明るい

 （エ）暗い

⑤細胞と細胞の境界

 （ア）細胞同士は接触していない

 （イ）境界はクリア

 （ウ）境界が不明瞭（図7）

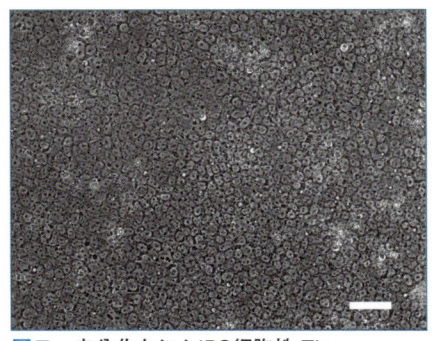

図7　未分化なヒトiPS細胞株 Tic
細胞と細胞の境界は不明瞭で，細胞質がほとんど見えない。核が明るく，核小体が明瞭に見える（×200，Bar 50 μm）。

書き上げてみると，いろいろありますね。でも，慣れれば瞬時にこのぐらいの情報は頭に入ってきます。慣れていない場合は，ノートにスケッチするとよいでしょう。自分で書いてみると見えてくるようになると思います。

➡ 細胞の形を覚えよう！

【チェックポイントその6】

焦点がなんとなくはっきり見えないような気がする？

 位相差絞りも対物レンズも問題なく設定しているのに，なんとなくコントラストが薄くはっきり見えない場合（図8左），位相差リングが調整できていない可能性があります。位相差リングが合っているかどうか，定期的に確認し，くっきりとした像を出しましょう（図8右）。それぞれの機器の取扱説明書に位相差リングの調整方法が記載されていますので，それをよく読んで調整することをおすすめ

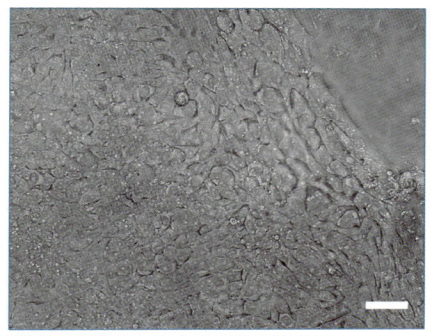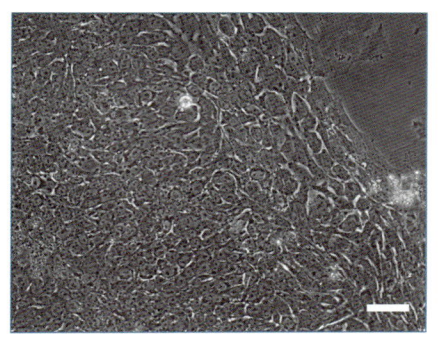

図8　未分化なヒトiPS細胞株 Tic
　左：位相が調整できていない場合　右：位相が調整できている場合
コロニーの辺縁部の細胞は四角から菱形で境界が明瞭。コロニーの内部に向かうに従って，細胞が丸くなり，細胞の大きさも小さくなっている（×200，Bar 50μm）。

します。一般的には，以下の手順で行います。

光軸とコンデンサーレンズの焦点の調整

　①使用する倍率にして，培養器の細胞に焦点を合わせます。

　②培養器を取り除き，視野絞りを絞って顕微鏡をのぞき，絞りが中心にくるようコンデンサーの位置を動かします。

　③絞りの輪郭がはっきり見えるよう，コンデンサーの位置を上下し，コンデンサーレンズの焦点を合わせます（図9）。

　視野絞りをできるだけ視野ぎりぎりまで絞ったほうがコントラストのよい像を得ることができます。

位相差リングの調整

　①位相差リングのPhと対物レンズのPhが一致していることを確認します。

　②接眼レンズを外します。

　③芯出し望遠鏡を接眼レンズの代わり

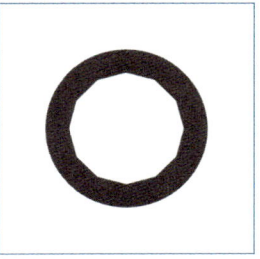

図9　コンデンサーレンズの焦点合わせ
細胞培養実習テキスト（じほう）P18 図1-3-2より転載

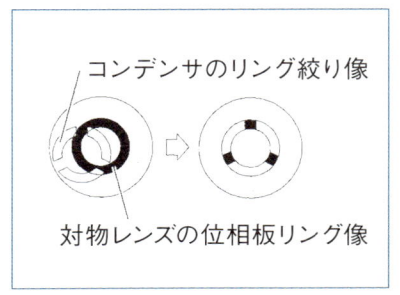

コンデンサのリング絞り像

対物レンズの位相板リング像

図10　位相差リングの調整
細胞培養実習テキスト（じほう）P18 図1-3-3より転載

に付け換えます（機種によっては鏡筒部のターレットを回して調整用レンズに合わせる）。

④芯出し望遠鏡の焦点を合わせます。

⑤コンデンサーのリング絞りを動かして対物レンズの位相板リングと同心円として重なるよう調整します（図10）。

➡ 位相差の調整法を覚えよう！

【チェックポイントその7】 ||||||||||||||||

細胞をいつ観察すればよいのでしょう？

　作業を行う前と行った後には，細胞を観察して，作業に問題がなかったかどうか，確認しておく必要があります。具体的には，以下に示すタイミングでの観察が必要です。

　①継代を行う前にインキュベーターから出したとき

　②剥離液を入れた直後

　③細胞が培養面から剥離したと思われたとき

　④細胞を回収した後

　⑤播種後，インキュベーターに入れる前

　⑥継代翌日（接着が弱い細胞の場合は異なります）

　⑦培地交換を行う前

　⑧培地交換を行った後（図11）

　⑨培地交換の間隔が2日以上の場合，培地交換を行わない日

　要するに，基本的には毎日観察し，作業の前後で観察して，問題なく培養できていることを確認しましょう。

➡ 細胞は毎日見よう！

【チェックポイントその8】 ||||||||||||||||

写真の保存はどうするの？

　以前は，細胞の写真を撮って保存するのはたいへんな作業でしたが，最近はデジタルカメラも入手しやすい価格帯になってきました。普段観察する顕微鏡にはできるだけデジタルカメラと保存システムをセットするのがよいでしょう。できればデジタルカメラはパソコン（PC）に接続させてPCに保存し，細胞名，倍率，撮影日，培養条件などをファイル名に記載できるのが望ましいです。

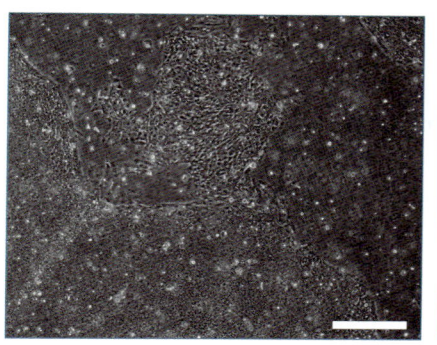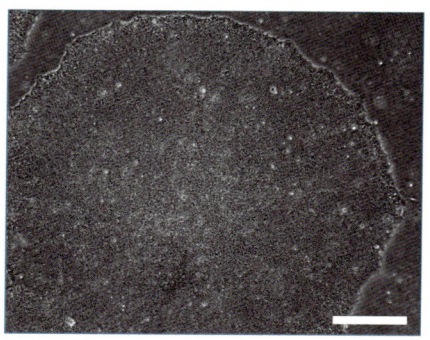

図11　未分化なヒトiPS細胞株 Tic
左：分化している小さなコロニーが見られるが，培地交換を行っていないため，フォーカス
　　が十分に調整できていない画像になっている。
右：培地交換を行った後に撮影した写真。均一な未分化細胞からなるコロニーがクリアに撮
　　影されている。
　　（×40，Bar 500μm）

例）ファイル名：20160121_Tic_x100_DMF12_N2

　PCに格納した画像ファイルはファイル容量が大きいので，BunBack（http://homepage3.nifty.com/nagatsuki/bunbackup/introduction.htm）などのバックアップ用フリーソフトを用いてハードディスクに自動保存できるように設定しておき，PC本体にあまり長く保存しておかないような設定にしておいたほうがよいです。

　PCに接続できず，SDカードやUSBメモリーで保存する場合には，画像取得データ表（表1）を作成して，ファイルするのがよいでしょう。

古江美保
協力者：菅　三佳

表1　画像取得データ表

File名	撮影時間	細胞名	倍率	培養条件	撮影者	備考

■参考文献
1）日本組織培養学会編：細胞培養実習テキスト P17-18，じほう
2）組織培養の技術第二版，3-5位相差顕微鏡による形態観察と写真撮影，P36-41
3）株式会社ニコンホームページ：さらに理解を深めるための顕微鏡知識，位相差観察とは
　　http://ow.ly/Ximuj

細胞をうまく解凍できますか？

　培養細胞を購入すると，ドライアイス漬けになったバイアルが送られてきます。あるいは，ドライシッパーという容器の中に液体窒素を入れて，その中にバイアルを入れて送られてくる場合もあります。細胞は凍っていますので，使用の際には，温めて（解凍），目覚めてもらわねばなりません（細胞を起こす）。自分でも，夏休みや冬休み，ゴールデンウィークやシルバーウィークには細胞を眠らせておき（凍結），お休み明けにはその細胞を解凍することになります。さて，細胞が起きなかったらどうしましょう？　失敗はできませんよね？　いくつかのポイントを押さえておくと，解凍が難しいといわれるヒトES/iPS細胞を従来のDMSOを使った緩慢法で凍結しても，十分な細胞数が起きてきます。ここでは，解凍の基本的なポイントを説明します。従来から使用されている一般的なDMSOを用いた凍結法を前提として説明します。

【チェックポイントその1】 ‖‖‖‖‖‖‖‖‖‖

まさか，−80℃で保存していますか？

　−80℃で凍結後や，ドライアイスに入ってきた細胞は速やかに液体窒素に移しておく必要があります。もし，液体窒素に移すのを忘れてしまい，ずっと−80℃に保存してあったとすれば，細胞の元気な回復はあまり期待できません。でも，忘れてしまったという場合には，どうすればいいか？は後ほど説明しましょう。とりあえず，液体窒素で保存することをまずは忘れないよう努めましょう。

➡ 凍結細胞は，液体窒素で保存しよう！

【チェックポイントその2】 ‖‖‖‖‖‖‖‖‖‖

液体窒素タンクから出したバイアルを，まさか氷に入れてますか？

　液体窒素は理論値では，−196℃です。気相に保存していたとしても，−140〜−160℃ぐらいでしょう。それを氷の0℃に入れた時点で，解凍がはじまってしまいます。ゆっくりと温度が上がり溶け始めたところで，少しの振動などで再凍結してしまいます。すると，せっかくゆっくり凍結して氷の結晶を小さくして

いたのに，大きい結晶ができてしまい，細胞が破壊されてしまいます。急速解凍するためには，ベンチに移動するまでの間も液体窒素に入れておく必要があります。そこで，液体窒素をくみ出して容器に入れ，ベンチまで持って移動します。ですが，液体窒素はその取扱いに気をつけないと，やけどや失明，さらには死に至る場合もあります。実際に，過去に悲しい事故が起きていますので，以下の手順に従って，安全に液体窒素を取扱いましょう。

①まず，機関の液体窒素取扱いルールを確認しましょう。

②発泡スチロールの箱に小さな耐寒性のあるフッ素樹脂製のプラスチックのビーカーか，あるいは，紙の箱を下に底上げできるような台の上に置き，その中にバイアルが立つような仕切りを準備します（図1）。ガラス製のものは使用してはいけません！

③準備した発泡スチロールを台車に載せて移動させます。

④必ず，2人以上で液体窒素のあるタンクの部屋に行きます。

⑤必ず，腕など皮膚の部分が出ないよう長袖の白衣を着ます。

⑥必ず，その部屋のドアを開けておきます。

⑦必ず，防護メガネ，超低温対応グローブをします。

⑧発泡スチロールの箱に，少しずつ，液体窒素をくみ出します。最初は液体窒素がはねるので，皮膚につかないよう，ゆっくり入れましょう。

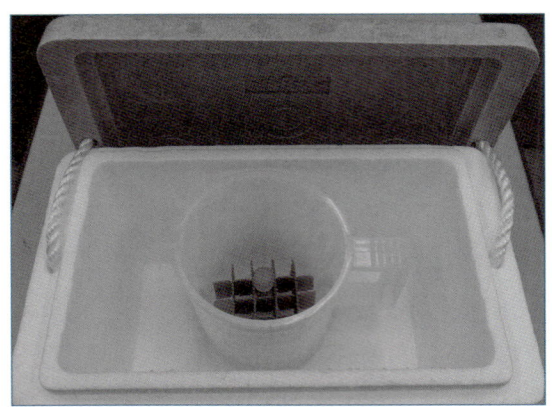

図1　発泡スチロールにプラスチックビーカーを入れ，仕切りを使ってバイアルを立てて入れる。液体窒素はバイアルの蓋にかからない高さに入れる。

⑨中に入れたプラスチックビーカー，あるいは箱には，少しだけ液体窒素を入れます。

⑩凍結細胞が保存されているタンクから目的細胞のバイアルを取り出し，速やかにビーカーあるいは箱の仕切りに立てます。このとき，バイアルのキャップとバイアルの間の隙間に液体窒素が入らないよう気をつけます。もし，液体窒素が多ければ，液体窒素をプラスチックビーカーあるいは箱の外に移しましょう。

⑪台車に発泡スチロールの箱を置いて，ベンチのある部屋まで移動します。

➡ 解凍直前まで，バイアルを液体窒素に入れておこう！

【チェックポイントその3】||||||||||||||||||

解凍しようとするとき，まさか，培地が準備できていないってことはないですよね？

解凍作業はすばやく行う必要があります。すべての準備を怠りなくしておかねばなりません。解凍した細胞を遠心するときの培地，播種するときの培地など，必要なチューブに入れて準備しておきましょう。

①37℃のウォーターバスを準備します。

②遠心用の15mLチューブにウォッシュ用の培地を9mL入れて，37℃のウォーターバスに入れます。

③播種用の培地を必要量取って，15mLチューブに入れて，37℃のウォーターバスに入れます。

④凍結バイアルから15mLチューブに溶液を移すためのピペットを手に取りやすいところに準備します。

⑤播種用の培養容器を準備しておきます。

⑥遠心機の電源をオンにし，回転数，時間，温度（室温）を確認します。

➡ 解凍作業に必要なことは，すべて準備しておこう！

【チェックポイントその4】||||||||||||||||||

バイアルをすぐに37℃のウォーターバスに入れないで！

凍結バイアルは，液体窒素の気相で保存することをおすすめしています。ですから，凍結バイアルの中に液体窒素が入っていることはないと思います。ですが，

万が一入っていたとすれば，そのまま暖かいウォーターバスに入れると大爆発の危険があります。液体窒素が入っていなかったとしても，冷えている空気が膨張して爆発の危険もあります。クリーンベンチあるいは安全キャビネットの中で，バイアルの蓋を一度しっかり開け，再度締めてから，37℃のウォーターバスに入れます。

➡ 凍結バイアルの中の空気抜きをしよう！

【チェックポイントその5】

まさか，インキュベーターに置いて解凍してないですよね？

　確かに，CO_2インキュベーターは37℃ですが，そこに置いたのでは，解凍に時間がかかってしまいます。解凍までの時間に再凍結の危険が増し，細胞を破壊します。また，解凍できたことに気がつかず，DMSOの毒性により細胞が死んでしまうかもしれません。やや太めのピンセットでバイアルをしっかりつかんで，ウォーターバスに入れ，すばやく解凍しましょう。

☆実は温めた培地で解凍するというワザもあります。ガラス化法で凍結した場合だけでなく，緩慢法で凍結したES／iPS細胞でも，バイアルに0.2mL以下の容量で凍結した場合は，37℃に温めた培地をバイアルに入れて，急激に解凍させると，解凍後の生存率が上がります（参考文献6)参照）。

➡ すばやく，確実に解凍しよう！

【チェックポイントその6】

細胞を解凍してから，もたもたしていませんか？

　DMSOには毒性があります。解凍してから，もたもたしていて時間がかかってしまうと，細胞が弱っていきます。できるだけ早くDMSOを取り除いてあげましょう。凍結バイアルは小さく，そこにピペットを突っ込んだり，あるいはマイクロピペットで作業したりするのは，作業に手間取る場合が少なくありません。そんな際，先太のトランスファーピペットが便利です（図2）。いわゆる「スポイ

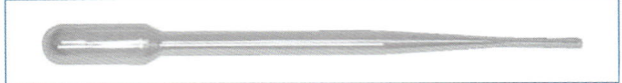

図2　トランスファーピペット，あるいはプラスチックパスツールという名称の場合もある。いわゆるスポイドが個別包装され，滅菌されている。

ド」です。スポイドを使って，解凍された細胞浮遊液をすばやくウォッシュ用の培地に入れて遠心し（1,000回転2～3分，シングルのマウスES細胞は1,200回転2分，クランプのヒトES／iPS細胞の場合は700回転が目安），播種用培地に入れ替えましょう。

➡ 解凍したらできるだけ早くDMSOをウォッシュしよう！

【チェックポイントその7】 ‖‖‖‖‖‖‖‖‖‖‖‖‖‖

まさか，10cmディッシュに播種していますか？

　その細胞をいつも10cmディッシュに播種しているからといって，解凍時も10cmディッシュに播種していませんか？　解凍直後は，細胞がいつもほど元気ではありませんので，培養容器の面積を小さくして，実質的な細胞密度を高くしたほうが，細胞の増殖の回復が早いです。もし，うっかり−80℃のままで保存していたり，うっかり解凍してからもたもたしていたり，うっかり元気のない細胞を凍結してしまった場合は，6cmディッシュや35mmディッシュ（図3），はたまた24ウェルの1ウェルに播種するなど（図4），細胞密度を高める工夫が必要です。どのくらいに調整するかは難しいところですが，2つに分けて，やや濃いめの細胞密度と，おそらくちょうどいいだろうと思われる細胞密度で播種するのがよいでしょう。

　「ちょうどいい」というのは，普段の継代時と同じという意味ではありません。普段の継代の細胞密度の2～3倍ぐらいが「ちょうどいい」になります。ヒトiPS細胞の場合は，継代時の少なくとも5倍ぐらいの細胞密度で播種するほうが

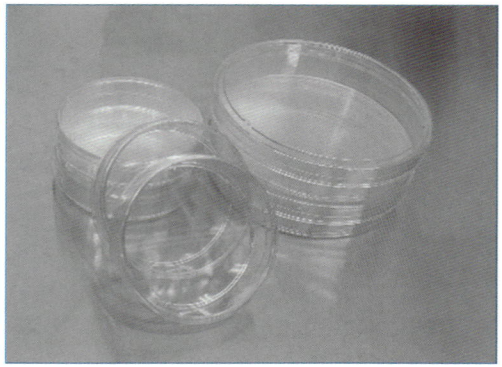

図3　ディッシュの大きさはさまざま。細胞数に合わせてディッシュの大きさを選ぼう。

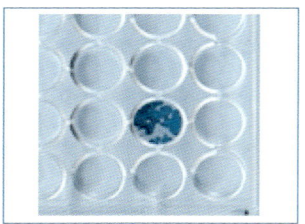

図4　24ウェルプレートに解凍して培養後，ALP染色したもの

よいでしょう。

➡ <u>細胞密度を調整するために，播種容器を選ぼう！</u>

【チェックポイントその8】||||||||||||||

解凍後にかまいすぎていませんか？

　細胞を解凍後は，細胞の状態が気になりますよね？　ちゃんと細胞が起きているかな？　細胞数が少なかったらどうしよう？　なんて，気にならないあなたは細胞への愛が足りません（キッパリ！）。播種翌日，細胞を顕微鏡で観察しましょう。

　がん細胞やケラチノサイトや線維芽細胞などの体細胞の場合は，多くの場合，翌日にはしっかりと接着して，少し増え始めている像が見えると思います。一方，ヒトES/iPS細胞の場合は，細胞株や培養条件によって異なります。私の経験から，海外の細胞に比べて，日本で培養されている多くのヒトES/iPS細胞は接着が弱く，播種翌日は動かさないほうがよい場合が多いようです。ROCKインヒビターを入れている場合，できるだけ早く取り除くほうがよいといわれますが，一概にそうでもないようです。体細胞の場合も，ヒトES/iPS細胞の場合も，細胞が期待したほどいなかった場合は，2日間はそっとしてできるだけ，インキュベーターから出さないほうがよいようです。1日に何度も顕微鏡で観察して細胞にストレスを与えないよう，そっとしておきましょう。3日目になってもやはり増えが遅いときは，培地をそっと少量足しましょう。その後も毎日細胞を観察するのではなく，2〜3日間は静置し，細胞が増えてくるのをゆっくり待ちましょう。ヒトiPS細胞の場合は，1週間すると急にあちこちからコロニーが見えてくる場合が多いです。残念ながらヒトES細胞は，後から立ち上がってくるということはほとんどないようです。解凍に問題なく，細胞がすくすく増えている場合には，培地交換をきちんと行い，コンフルエントになる前に，確実に継代していきましょう。

➡ <u>細胞が少ないときは，静置しよう！</u>

　以上が，解凍の際のポイントになります。なお，解凍した際の細胞を少し残しておいて，トリパンブルーで染め，細胞生存率を測定しておきましょう。凍結の際の問題点を洗い出すことが可能となりますので，解凍作業の記録としては必要です。ただ，それをやったからといって，フィードバックされなければ，うまく

解凍凍結できるわけではないですよね。復習のために測定するので，復習しなければ意味がありません。

古江美保
協力者：上田直子，若林真理

■参考文献

1）許　南浩／編：細胞培養なるほどQ&A，pp160-173，羊土社，2004
2）組織培養学会編：組織培養の技術 第3版 基礎編，pp41-43，pp74-76，朝倉書店，1996
3）酒井　昭 編：凍結保存—動物・植物・微生物，朝倉書店，1987
4）Christopher Stroh，The role of caspases in cryoinjury: caspase inhibition strongly improves the recovery of cryopreserved hematopoietic and other cells　FASEB J. 2002 Oct.; 16(12): 1651-3
5）JCRB細胞バンクiPS細胞分譲時資料
6）Ozawa, M., et al., A simple improvement of the conventional cryopreservation for human ES and iPS cells. Protocol Exchange (2014) doi:10.1038/protex. 2014.012
7）日本組織培養学会編：細胞培養実習テキスト P45-48，P93-95，じほう

トリプシン，正しく使えていますか？

　もしかして，「37℃で3分」と覚えていませんか？もし，そうだとすると，あなたが培養している細胞は"ご機嫌ナナメ"かもしれません。

　え？細胞が"ご機嫌ナナメ"？　それって，どうやって見分けるの？と思われるでしょうか。それは細胞の顔で見分けます。顔って？！　そう，顔です。細胞の形態を顕微鏡下によく観察すると，問題なく増殖している場合，シャーレの中に増えている細胞はほぼ均一で，細胞質もクリアに見えます。何らかの理由で細胞の状態がよくない場合は，ゴミのようなものが多く浮遊したり，細胞質に気泡がたくさん見えたり，あるいは，核が複数ある細胞など，さまざまな形態をした細胞が出現して，いつもと違う状態になります。いつもと違うかどうかは，毎日，細胞を顕微鏡下に観察をしていないと気がつかないかもしれません。ダンナ様や奥様，彼氏，彼女，お子さんやご両親，あるいは親友のちょっとした顔つきで機嫌が悪いって，わかりますよね？　細胞も同じです。細胞と親しくつきあっていれば，「あれ，昨日の細胞とちょっと違う形をしている」，あるいは，「この間継代したときと様子が違う」ということが自然とわかってくるのです。

　さて，話を元に戻して，細胞を継代する際に，なぜ，37℃で3分では駄目なのでしょうか？それは，細胞の状態によってトリプシンに対する感受性が異なり，一方，トリプシンも冷蔵庫で保存した状態では活性が時間とともに下がってくるからです。では，どうすればいいのでしょう？

　まず，トリプシン・EDTA溶液を用いた剥離方法をおさらいしてみましょう。

〈血清を用いて培養を行っている細胞のトリプシン・EDTA溶液を用いた剥離方法〉

　①細胞をインキュベーターから出して，顕微鏡下に細胞の状態を観察する。

　②培地を吸引する。

　③PSB(−)を入れて，吸引する。

　④もう一度PSB(−)を入れて，吸引する。

⑤トリプシン・EDTA溶液を入れる。

⑥顕微鏡下に細胞の状態を観察する。

⑦細胞が丸くなってきたら，血清の入った培地を添加し，ピペッティングを行って細胞を分散させる。

⑧チューブに細胞を回収し，遠心する。

⑨上清を取り除き，チューブの底をタップし細胞ペレットを崩してから，培地を添加して，ピペッティングを行う。

⑩細胞を播種する。

大まかにはこんな手順ですが，いくつかチェックポイントがあります。

【チェックポイントその1】

培地の色がかなり黄色くなっていませんか？

①まさか，細菌感染しているのか？！

　顕微鏡のレンズを×20にして培地に細菌が浮遊しているかどうか，確認しましょう。ゴミもブラウン運動をして動いて見えますが，細菌の場合はもっと活発に動いています。もし，そういうものが見えたら，細胞は残念ながら捨てましょう。でも，もし，どうしてもその細胞が捨てられない貴重な細胞であれば，レスキューせねばなりませんが，その方法はまたの機会にご説明します。

②培地交換をしていない?!

　週末を越えてしまい，培地交換のタイミングを逸していませんでしたか？　そうだとすると，細胞が剥がれていたり，細胞質にたくさん気泡が見えていませんか？そんな状態になったまま継代すると，細胞はぼろぼろになってしまいます。まずは培地交換をして，可能であれば半日置いてから，継代しましょう。

③細胞が増えすぎて，コンフルエントになってしまった?!

　昨日，培地交換をしたのに培地が黄色くなってしまっていたとすれば，細胞が増えすぎてコンフルエントになっていませんか？　そうだとすれば，継代後の細胞の状態は期待できません。覚悟の上で継代するしかないですね。コンフルエントか，サブコンフルエントかで，トリプシン・EDTAの効きは変わってきます。細胞の種類によって，いつもよりトリプシン・EDTA溶液がよく効いたり，あるいは，効きにくかったりします。いつもどおりでは細胞はきちんと分散できないかもしれません。もし，予定していた日であったのにコンフルエントになってし

まったのであれば，次回から播種密度を検討する必要があります。次の継代の際に，播種密度をこれまでの細胞密度のものと，それとは少し低い密度のものと2つ以上の密度で播種をしてみて，検討が必要でしょう。ですが，今回のこのコンフルエントのもので検討してはいけません。今回の細胞は弱っていますから，細胞が元気な状態での増え方とは違います。なお，こんなことをもし，正常ケラチノサイトやヒトES/iPS細胞などでやったとすれば，大変です。その細胞はもう使えないかもしれません。

【チェックポイントその2】 ‖‖‖‖‖‖‖‖‖‖‖

顕微鏡で見たら，細胞の様子がいつもと違う？

　細胞の中に気泡がたくさん出てきていて，一部の細胞が剥がれかけていたりしませんか？　もし，そんな状態だったとしたら，何らかの原因で細胞が弱っています。もしかしたら，前回の培地交換の際に使った培地が適切でないものだったのかもしれません。培地交換をして，可能なら半日置いてから，継代しましょう。

　さて，培地もちょうどいいオレンジ色で，細胞もサブコンフルエントの状態でほぼ均一な形をしていて，偏りがなく接着しているようだったら，いよいよ継代の作業に入りましょう。

【チェックポイントその3】 ‖‖‖‖‖‖‖‖‖‖‖

培地は足りる？

　でも，その前に，PBS（-），培地，血清，トリプシン・EDTA溶液，ピペット，シャーレなど，すべての試薬や器具が必要な量が揃っているか，確認しましょう。そして，ここで最も肝心なことは，トリプシン・EDTA溶液はいつ融解されたものか，です。もし，15mLチューブに小分けにされ凍結保存されていて，昨日か一昨日，融解されたものであれば，ばっちりです！　でも，いつ融解されたものかわからない，あるいは，1カ月前から同じものを使っているとすれば，トリプシンの活性が落ちていて，細胞がすぐに剥がれないかもしれません。そう覚悟して，作業を始めましょう。

　まず，ベンチをきちんとセッティングしたら，必要な器具や試薬を70%アルコールで清拭して，ベンチの中に入れていきましょう。

【チェックポイントその4】 ||||||||||||||||

細胞を傷つけていませんか？

　さて，1つ深呼吸をして心を落ち着けて，インキュベーターから細胞を取り出しましょう。

　パスツールピペットを取り，シャーレを傾けて，細胞が接着している面につかないように，培地を吸引除去します。この際，少し培地が残ってしまっても問題ないと思います。すばやく，PBS（−）をピペットに取り，また，細胞面に直接かからないようにPBSをそっと入れます。シャーレだと少し難しいのですが，フラスコだと，壁面や上の面などにかけるとよいと思います。PBSを入れたら，少し揺らすようにPBSをなじませます。パスツールピペットを取り，シャーレを傾けて，細胞が接着している面につかないようにPBSを吸引除去します。もう一度PBSを入れて，同様の作業を行います。これでマグネシウムイオンやカルシウムイオンは洗われて，トリプシン・EDTAが効くようになりました。

【チェックポイントその5】 ||||||||||||||||

トリプシン/EDTAは室温で効きますよ。

　さて，いよいよトリプシン・EDTA溶液を添加します。10cmディッシュであれば1mL，6cmディッシュであれば，0.5mL程度でよいと思います。そこで37℃に入れているかもしれませんが，あまりおすすめはしません。トリプシンに十分活性があれば，通常は室温で細胞は剥がれてきます。無血清培地で培養した上皮系の細胞を37℃でトリプシン処理すると，効き過ぎてしまい，細胞のダメージが大きくなってしまいます。PBS（−）で2回洗っても効きにくい細胞であれば，1mL程度のトリプシン・EDTA溶液で一度，細胞を洗うという方法もあります。いずれにしても，室温での処理をおすすめします。

【チェックポイントその6】 ||||||||||||||||

顕微鏡で細胞の形を見てますか？

　さて，いよいよクライマックス。そのままシャーレをベンチに放置して隣のヒトとおしゃべりをするのではなく，細胞さんたちとおしゃべりしましょう。顕微鏡のステージにシャーレを置いて，細胞の形の変化を見ながらトリプシンの効き具合をチェックします。隣の細胞との境界がはっきりして，だんだん細胞が丸く

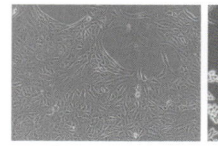 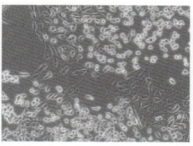 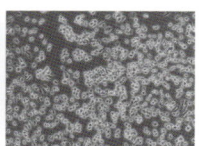

トリプシン処理開始前　トリプシン処理初期　トリプシン処理終了時
（細胞培養実習テキスト（じほう）P51より転載）

なっていきます。ほぼすべての細胞が丸くなったら，シャーレを軽く，とんとんとたたきます。そうすると，ざ～っと細胞が流れていきます。それを確認したら，すぐにベンチの上にシャーレを置いて，血清の入った培地を細胞が接着している面に吹きかけます。剥がれにくい細胞であれば，ピペットで培地を吸っては吹きかけ，という作業を5回ぐらいやります。すべての細胞が十分剥がれた，と思ったら，すばやくチューブに回収しましょう。さらに，培養面を洗うように新しいPBSあるいは，培地を培養面に吹きかけて細胞を集め，さきほどのチューブに回収します。細胞を剥がした後のシャーレを顕微鏡で確認して，細胞が大量に残っていないかどうかを確認します。もし，細胞が大量に残っていたとすれば，これまでの作業に何か問題があります。

　あとは，遠心して上清を除き，培地を添加して，播種します。細胞によっては，もう一度遠心してトリプシン・EDTA溶液を十分除いてから，播種したほうがいい場合もあります。

　翌日，顕微鏡で細胞の形や接着ぐあいを確認して，「昨日継代したけど，大丈夫だった？」と，細胞に声をかけてください。きっと「うん，元気だよ」と，細胞はちゃんと答えてくれます。

古江美保

■参考文献
　1）日本組織培養学会編：細胞培養実習テキスト P48，P95，じほう

細胞倍加時間って何？

今，お使いになっている細胞の倍加時間を知っていますか？　まさか，一度も測定したことがなかったりして？　それはたいへん！

細胞を播いたら何日目に増える時期（対数増殖期）になり，そのときの細胞の増える速度はどのぐらいなのでしょうか？　実験やアッセイに使う細胞は通常は対数増殖期の細胞を使います。コンフルエントまで増えてしまった細胞を使った場合と，対数増殖期の細胞を使った場合とでは実験結果は異なってしまいます。ですから，細胞を取り扱ううえにおいては，必要不可欠な情報なのです。細胞を播いて，毎日同じ時間に細胞数を数えてグラフにプロットすると，増殖曲線が書けます。例えば，ある細胞は播いてすぐは増えないけれど，3日目から急に増え始めて，5日目には飽和密度に達しているという情報がわかります。この結果から，実験やアッセイに使う細胞は3日目か4日目ということがわかります。しかし，細胞の増え方は条件によって変わります。よく知られているのは使用する血清のロットだと思いますが，他にもディッシュのメーカー，使用する培地メーカーによっても変わります。ですから，どこかに書いてある情報を使うのではなく，自分たちで測定する必要があるのです。少したいへんですが，測定すれば次から計画が立てやすくなり，また，再現性の向上につながります。今回は細胞増殖曲線の作成と細胞倍加時間の計算の仕方をご説明します。

細胞増殖曲線の作成は，実験やアッセイを行う前に行うものです。つまり，細胞を購入後，解凍して増やし，ストックを作ったら，その次に細胞増殖曲線を作成します。それから，細胞を維持しながら，実験やアッセイを行います。その細胞を取り扱ううえでの基本情報となるので，そもそもの培養条件の確認が必要です。少し長くなりますが，お付き合いくださいね。

【チェックポイントその1】

まさか，細胞のデータシートを見たことがない？

細胞を入手すると，通常はデータシートが付いてくると思います。データシートにはさまざまな情報が記載されています。その細胞を樹立した研究者が誰か，

また，その細胞の特徴などを記載した論文の情報や培養条件などが記載されています。中には，播種密度も記載されている場合もあると思います。紛失しても，公的バンクなどで購入していれば，ホームページに掲載されていますので確認しましょう。また，研究者が樹立したものをMTA締結のもとに供与されたのであれば，そのときに添付の情報があると思います。まずは，データシートに記載されている内容について，以下の項目を確認しましょう。

　①培地
　②継代方法
　③継代密度
　④細胞寿命
　⑤樹立者と樹立の論文

➡ 細胞の情報を確認しよう！

【チェックポイントその2】 |||||||||||||||||

まさか，細胞の培養条件を決めていない？

　「培養条件なんて決まっているよ」と思うかもしれません。でも，基礎培地の製造メーカーはどうでしょう？　例えばDMEM＋10% FBSの場合，さて，ハイグルコースですか？　それともローグルコースでしょうか？　さらに，同じハイグルコースのDMEMでも，製造メーカーにより微妙に成分が違います。データシートには記載がないかもしれませんが，樹立された論文には記載があると思います。それらを確認のうえで，価格の安いところか，発注するとすぐに持ってきてくれるところなど，それぞれのご判断でもよいでしょう。ですが，難しいとされる細胞を初めて培養する場合には，樹立論文と同じメーカーのものを使用するほうがよいでしょう。同じように，プラスチックディッシュもメーカーにより細胞の接着がかなり異なります。例えば，ヒトiPS細胞の場合にはメーカーや容器の形態が異なるだけで分化傾向が強くなることもあります。以下の項目について，使用するものを決めておきましょう。

　①基礎培地と製造メーカー
　②ディッシュで培養するのか，フラスコで培養するのか。大きさは，30mm，60mm，90mm，あるいは12.5cm^2，25cm^2，75cm^{2}なのか，また，その製造メーカー
　③FBSのメーカーとロット

＊無血清培養の場合には，増殖因子やサプリメントの製造メーカーとロット

④細胞分散液の製造メーカーとロット

➡ 培地だけでなく，容器のメーカーも決めておこう！

【チェックポイントその3】 ||||||||||||||||

まさか，FBSもトリプシンも小分けにしていない？

せっかく増殖曲線を作成しても，再現性がなくては使い物になりません。再現性が大事であることは，昨今，身に染みていますよね。では，どうすればよいのでしょうか？　FBSや細胞分散液などは，1度，あるいは1週間以内で使い切れる分量にして凍結しておくことです。もちろん，凍結できるものだけです。基礎培地は凍結すると沈殿物が出る場合がありますので，期限をよく確認して4℃保存が望ましいと思います。ですから，基礎培地は一度に大量に注文しないようにしましょう。また，その他試薬類は解凍後や開封後は速やかに使い切り，あまり長い間（2週間以上），4℃保存したものは使用しないようにしましょう。凍結する場合，FBSや増殖因子は−80℃に保存しておくと長持ちします。−20℃に保存した場合には，3カ月以内に使い切りましょう。

FBSやトリプシン，増殖因子は使い切れる量に小分けしよう！

【チェックポイントその4】 ||||||||||||||||

まさか，ヨレヨレの細胞を使って倍加時間を計ろうとしていますか？

さて，培養条件や容器などが決まったところで，細胞の準備をしましょう。細胞の元気さ加減は2～3継代前からの影響が残っています。凍結ストックの細胞を解凍した場合は，少なくとも2～3継代してから使います。実験やアッセイに使う細胞もそうですが，細胞増殖曲線を作成するための細胞も，元気な細胞を準備しましょう。

➡ 2継代前も元気だった細胞を準備しよう！

【チェックポイントその5】 ||||||||||||||||

細胞密度とFBSの濃度はどうする？

実は細胞増殖曲線を作成するときに，条件はいろいろあるのです。細胞密度やFBSの濃度が変わっても，増殖曲線も倍加時間も変わるのです。さらに，同じ濃度のFBSを使用しても，メーカーやロットによってその効果は変わります。無血

清培地を使用したとしても，増殖因子やサプリメントなどのロットやメーカーによっても変わります。ですから，何かの理由でメーカーを変更した場合やロットが切り替わったら，必ず細胞増殖曲線を作成して確認する必要があるのです。例えば，$1×10^4$ cells/cm^{2}と$0.5×10^4$ cells/cm^{2}の細胞密度で播種する際に，FBSが５％と10％で，それぞれに細胞増殖曲線は異なってくるのです。けっこう，たいへんですよね。ですが，初めて使用する細胞については，それぞれに検討しておくと，きっと実験やアッセイも良い結果を得ることができると思います。急がば回れです。

　　①細胞播種密度
　　　　例：$5×10^3$ cells/well, $1×10^4$ cells/well, $2×10^4$ cells/well,
　　　　　　$5×10^4$ cells/well
　　②FBSの濃度
　　　　例：15％，10％，５％，３％，１％
　　　　（増殖因子の濃度の場合は，指摘濃度の前後を振る）

➡ 面倒でも細胞播種密度やFBSの濃度を振ろう！

【チェックポイントその6】▐▐▐▐▐▐▐▐▐▐▐▐▐▐

具体的にはどうしたらいいのか，わからない？

　それでは，細胞増殖曲線を作成するための具体的なプロトコールをがん細胞のA431細胞を例にあげて説明します。

準備するもの
　　１．２継代以上前から元気に増えている細胞
　　　　（A431細胞を90mmディッシュ１枚）
　　２．継代やアッセイに使用するプラスチックメーカーと同じメーカーの24ウェルプレート
　　　　（12ウェルプレート，６ウェルプレート，あるいは30mmディッシュ，12.5cm^{2}フラスコも使用可能）
　　３．ボトルから必要量を分取した維持用培地
　　　　（ハイグルコースDMEM＋10％FBS）
　　４．細胞分散液（0.25％トリプシン／0.02％EDTA溶液）
　　５．CMF-PBS液（Ca^{2+}，Mg^{2+}，不含PBS）

６．ヘモサイトメーターとカウンター

方法

①培地を吸引し，CMF-PBS液を10mL加えてなじませる。CMF-PBS液を吸引し，もう一度CMF-PBS液を10mL加えて吸引する。

②トリプシン／EDTA溶液を１mL加えて，顕微鏡下に置く。

③顕微鏡下に観察しながら，ほぼすべての細胞が丸くなったら，そっとベンチに戻し，トリプシン／EDTA溶液を吸引する。

④ディッシュを軽く２〜３回横からたたき，ディッシュの表面から細胞が浮き上がって白っぽくなっていることを確認する。

⑤DMEM＋10％FBSを10mLピペットで４mL取り，ディッシュ全体を洗うように入れ，その培地を吸い上げて，また全体を洗うように入れる操作を２〜３回行う。

⑥顕微鏡下に細胞の状態を確認して，細胞が１つずつバラバラになって浮遊していることを確認する。

⑦ディッシュにある培地（細胞浮遊液）を15mLチューブに入れる。

⑧DMEM＋10％FBSを10mLピペットで５mL取り，⑤と同じように入れて，⑥の15mLチューブに入れる。

⑨15mLチューブにある細胞浮遊液を10mLのピペットで，ゆっくり入れながら吸い上げ，ゆっくり上げながら培地を吐き出す操作を４〜５回行う（ピペッティング）。

⑩1,000回転にて５分遠心する。

⑪細胞のペレットがチューブの底にあることを確認して，上清を吸引する。

⑫細胞のペレットをほぐすために，チューブを横から中指で軽く２〜３回たたく。

⑬ペレットがほぐれたことを確認し，DMEM＋10％FBSを10mL入れて，⑧の操作と同様にピペッティングを４，５回行う。

⑭５mLピペットでピペッティングを行ってから，チューブの５mLぐらいのところまで入れて0.5mLを分取し，1.5mLのサンプリングチューブに入れる。

⑮細胞浮遊液が入ったチューブは蓋をきっちり閉めて，氷の中に入れる。

⑯1.5mLのサンプリングチューブに入れた細胞浮遊液を，マイクロピペットを使って100μLを取り，新しい1.5mLのサンプルチューブに入れる。これに，トリパンブルー液を100μL入れて，ピペッティングする。

⑰⑯で混ぜたものをマイクロピペットで20μL取って，血球計算盤とカバーグラスとの間に先を置いて入れて，計算盤に染み込ませる。

⑱細胞数をカウントして，細胞浮遊液の１mLあたりの細胞数を計算する（トリパンブルー液で２倍に希釈していることに注意する）。

⑲細胞浮遊液を段階希釈して，最終的にいくつかの細胞密度に調製する（A431細胞の場合には，１×10^4 cells/mLを15mL，５×10^3 cells/mLを15mL程度準備する）。

例：5.8×10^6 cells/mLの細胞浮遊液が７mLあるとき

イ）5.8×10^6 cells/mLの細胞浮遊液５mLを50mLチューブに分取する（2.9×10^6 cells）。

ロ）24mLの培地を加える（2.9×10^6 cells/29mL）。これで１×10^6 cells/mLが調製できたことになる（多くを破棄することになっても，確実な希釈を行うためにきりのよい数字に合わせる）。

ハ）１×10^6 cells/mLの細胞浮遊液１mL分取して，９mLの培地を加える。これで１×10^5 cells/mLが調製できたことになる。

ニ）１×10^5 cells/mLの細胞浮遊液３mLを50mLチューブに分取して，27mLの培地を加える。これで１×10^4 cells/mLが30mL調製できたことになる。

ホ）１×10^4 cells/mLの細胞浮遊液10mLを50mLチューブに分取して，10mLの培地を加える。これで５×10^3 cells/mLが20mL調製できたことになる。

⑳ １×10^4 cells/mL，５×10^3 cells/mLの細胞浮遊液をそれぞれ24ウェルプレートに５mLのピペットを使用して各ウェルに１mLずつ入れる（図１，２）。

☆細胞浮遊液を２〜３回ピペッティングを行い，５mLピペットを使い３mLを吸い上げたら，呼吸を整えて，１列目A行，B行の２ウェルを一気に入れる。残った１mLを元のチューブに吐き出してからピペッティングを行い，また，３mL細胞浮遊液を吸い上げ，同様に次の１列に入れる。

☆５mLピペットを使用するのが難しいようなら，毎回，細胞浮遊液の入った50mLチューブを軽く左右前後に振って細胞浮遊液をよく混ぜてから，１mLピペットを使って１mL取り，１ウェルずつ入れる。

☆さらに１mLピペットを使用するのが難しいようなら，まず，５mLピペットで細胞浮遊液をよく混ぜてからゲノム用に先をカットした1,200μL用のチップ

を使って，マイクロピペットで1ウェルずつ入れる。

㉑CO₂インキュベーターに入れて培養する。

㉒培地交換は，2日ごとに行う。

㉓翌日から毎日，決まった時間に6列目から1列ずつ各ウェルの細胞を分散して，細胞数をカウントする。

▶生着している底面に触れないようにパスツールピペットを入れて，各ウェルの培地を吸引し，CMF-PBS液を1mL添加して吸引後，PBS各ウェルに0.25mLずつトリプシン／EDTA溶液を入れてインキュベーターに戻し，5〜15分静置する。時々顕微鏡にて観察し，細胞分散状態を確認する。

▶確実に剥離したことを確認したら，10%血清を含む培地を0.25mL添加し，よくピペッティングする。顕微鏡にて観察し，細胞分散状態を確認する。

▶細胞浮遊液をエッペンドルフチューブに移し，氷上で保存する。

▶細胞浮遊液と等量のトリパンブルー液を混合し，総細胞数および生細胞数を計数する。各ウェルあたりの総細胞数を計算する。

㉔新しい細胞を準備し，細胞増殖曲線の作成のためのこれらの操作をあと2回，独立して行う。

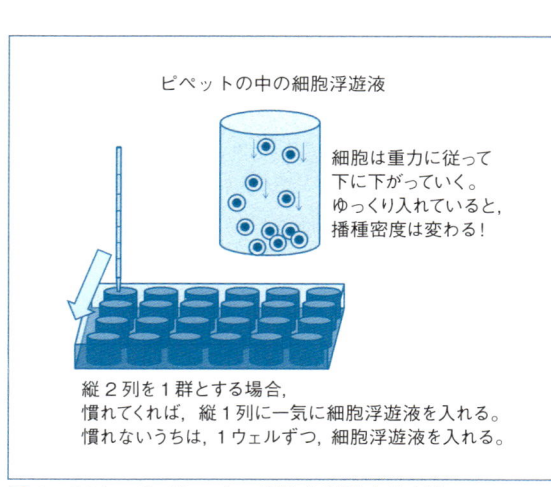

ピペットの中の細胞浮遊液

細胞は重力に従って下に下がっていく。ゆっくり入れていると，播種密度は変わる！

縦2列を1群とする場合，慣れてくれば，縦1列に一気に細胞浮遊液を入れる。慣れないうちは，1ウェルずつ，細胞浮遊液を入れる。

図1　24ウェルプレートへ細胞を播種する方法
細胞培養実習テキスト（じほう）P114より転載

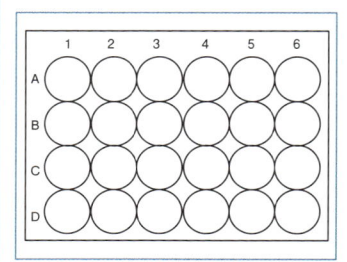

図2　24ウェルプレートの構成
（A〜D　4行×1〜6列）

<メモ>

　測定する時間がずれてしまったら，正直に記載して，その時間を横軸にプロットすること！

【チェックポイントその7】 ||||||||||||||

エクセルの使い方はわかりますか？

　さて，これでN＝3のデータが出ましたから，グラフを書きましょう。ほとんどの方がグラフを書くときにエクセルを使われるのでしょうか？　昔，私が使っていたクリケットグラフというソフトは$1×10^4$ を自動で記載できたのですが，エクセルでは記載できません。エクセルで細胞増殖曲線を描こうとすると，いくつかのワザが必要です。

1．データの数値をすべて入力します。

2．平均値を出します。

3．標準偏差を計算します。

4．横軸に時間を，縦軸に細胞数をプロットする必要があるので，散布図を指定してグラフを作成します。

5．［レイアウト］の［軸ラベル］の［主横軸ラベル］から，［軸ラベルを軸の下に配置］を選択し，培養時間（時間）と入力します。

6．［レイアウト］の［軸ラベル］の［主縦軸ラベル］から，［軸ラベルを垂直に配置］を選択し，細胞数／ウェルと入力します。

7．［レイアウト］の［グラフタイトル］から［グラフタイトルを入力する］を選択し，A431細胞増殖曲線と入力します。

8．X軸の［書式設定］を選択し，［軸オプション］から目盛り間隔を［固定］にして，24を入力します。［最大値］を［固定］にして，144と入力します。

9．Y軸の［書式設定］を選択し，［軸オプション］から［対数目盛を表示する］をクリックします。最小値を［固定］にして，1000を入力します。［表示形式］を指数にし，［桁区切り（，）を使用する］にクリックします。

10．［レイアウト］から［誤差範囲］を選択し，そのほかの誤差範囲オプションを選択し，両方向の表示を選択します。［誤差範囲］は，ユーザー設定を選択し，計算した標準偏差のセルを選択すると，エラーバーがグラフに入力されます。

11．縦軸の数字として記載されている1.E＋04の上から数字を上書きします。

[挿入] タブ，[図] グループの [図形] ボタンの中から文字を選択して，1 ×10⁴ と記載して上に張り付けます。そのほかの数字も同様に記載します。

12. グラフのピーク時の細胞数をwellの底面積で割り算して飽和細胞密度が算出できます（底面積はメーカーにより異なります）。

13. 対数増殖期（グラフの線が一番急なところ。図3のグラフでは，48～120時間が対数増殖期にあたる）をグラフから確認して，細胞集団倍加時間（2点間の細胞数が2倍になる時間，DT＝Doubling Time）を求めます。

$$DT = (t - t_0)\log 2 / \log N - \log N_0$$

ただし，t_0，t：細胞数をカウントした時間，N_0：t_0での細胞数，N：tでの細胞数

＜メモ＞

1. 播種密度は，継代時の播種密度を面積あたりに計算して，その前後で振ってみるとよいでしょう。

2. 培養初期は細胞数が少ないため，正確に数えられない場合が多いです。そのような場合には，細胞浮遊液を遠心して上清を除き，細胞ペレットをより少量の培地に分散して計数します。逆に細胞が多くなりすぎたときは，培地で希釈して数えます。

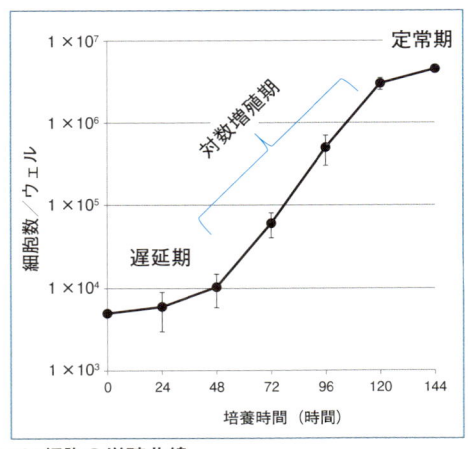

図3　A431細胞の増殖曲線
24ウェルプレートに5×10³ cells/mL/wellの細胞密度で播種をして，24時間ごとに細胞数を計測した例。縦軸は細胞数/面積（cm²）で出す場合もあるが，細胞数/ウェルが使用されることが多い。

３．細胞の種類により，播いてすぐに対数増殖を示す場合もあります。特に，浮遊細胞ではこの傾向が強いです。

４．適切な細胞密度が確定した後，さらにFBSの濃度を３％，５％，10％，15％と振り，10％のFBSが本当に良いかどうか，検証するとよいでしょう。

➡ 増殖曲線を描くためにエクセルを使いこなそう！

　どうでしょう？　以上が，細胞増殖曲線の作成と細胞倍加時間の測定法です。ちょっとたいへんでしょうか？　でも，細胞培養の基本です。これをやっておくと，細胞の管理やアッセイに使う際の準備にとても役に立ちます。今使っている細胞の増殖曲線を一度も書いたことがないのであれば，ぜひ，やってみてください。

古江美保

■参考文献
1）日本組織培養学会編：組織培養の技術 第３版 基礎編，P44-46，朝倉書店，1996
2）日本組織培養学会編：細胞培養実習テキスト P40-43，P114，じほう

細胞数を本当に数えていますか？

「細胞数をカウントします」とこれまで何度か書いてきましたが，さて，どうやって細胞数をカウントするのでしょうか？　いつも自動でカウントしてくれる機器を使っていて，自分で実際にカウントしたことがない，という方もいるのではないでしょうか。日本組織培養学会で培養実習を行っている際に，「マニュアルでカウントする方法は正確ではないです」とおっしゃる方も多くいらっしゃいます。本当にそうでしょうか？　また，細胞数を計測することと，MTT試験（ホルマザン色素を使って細胞内酵素活性を測定する比色定量法）などとは意味も利点も違うのですが，これを同じと考えていらっしゃる方も多いようです。それぞれの原理と利点を理解して，何をどう測定する必要があるのか，をよく考える必要があります。そこでこの項では，細胞数カウントについて説明します。

【チェックポイントその1】

まさか，細胞数カウントなんて面倒だと思っていますか？

　試薬を入れれば色が変わり，それを比色定量するほうが正確で簡単だし，細胞数を目で見てカウントするなんて「ダサっ」と思っていませんか？

　自分の目で正確に細胞数を数えるなんて無理だと思うかもしれません。しかし，意外と正確に数えているものです。比色定量の場合，その測定値が本当に正しいかを判断せねばなりませんし，実際にエラーが出た場合には何が原因か考えねばなりません。いつでも，どこでも，機械がなくても，どんな細胞でも，どんな培養条件でも，少々時間がかかっても，細胞数を実際にカウントできるのはヘモサイトメーター（血球計算盤）を使った場合です（図1）。細胞がどのぐらいあるかを目で見て確認することができ，場所も取りません。必要なのは顕微鏡，ヘモサイトメーターとカウンターです。慣れれば100検体ぐらいは，それほど苦にならなくなります。

利点
・特別な装置が必要ない
・原理が簡単である

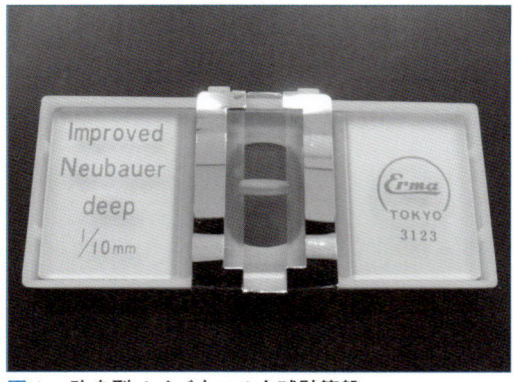

図1　改良型ノイバウエル血球計算盤
ビルケルチュルク（Burker-Turk）血球計算盤が広く使用されるが，改良型ノイバウエル（Improved Neubauer）血球計算盤もよく使用される。目盛り線がシンプルで使いやすい。

・細胞数を直接実測できる
・どんな条件でも測定できる

欠点

・測定にやや時間がかかる
・労力と忍耐が必要

➡ ヘモサイトメーターを信じよう！

【チェックポイントその2】 |||||||||||||||||||

まさか，ヘモサイトメーターを触ったことがない？

　便利な機器が開発されてヘモサイトメーターを触ったことがない方もいるかもしれません。以下に使い方を記載します。

①まず，ヘモサイトメーターとカバーグラスを70〜80％エタノールをたっぷりと含ませた綿で清拭し，キムワイプなどで拭き取って乾燥させます。
　きれいそうに見えても，その前に誰が使ったかわかりません。傷がついて容量が変わるから拭かずに風で乾燥させるべきだと主張される方もいらっしゃいます。それが一番なのですが，それではなかなか手早くカウントできませんので，傷がつかないようそっと拭きましょう。

②カバーグラスが付着する部分に息を吹きかけ，わずかに湿らせてからカバーグラスを置き，指でカバーグラスを押し付けながらスライドして密着させま

す。

③密着部分にニュートンリング（虹色に光る）ができるのを確認します。

④使用後は流水で洗い，70～80％エタノールをたっぷりと含ませた綿で清拭し，キムワイプなどでそっと拭き取ってから再び使用します。

➡ ニュートンリングを確認しよう！

【チェックポイントその3】 ||||||||||||||||||

ヘモサイトメーターを使って細胞数をカウントするにはどうするの？

細胞数の計測は，細胞培養の最も基本的かつ重要な技術の1つです。

準備するもの

・ヘモサイトメーター（図1，図2）

・カウンター（図3）

・細胞浮遊液

・トリパンブルー溶液

・サンプルチューブ（1.5mLまたは0.5mL容量のエッペンドルフチューブなど）

①シングルセルに分散させる

ヘモサイトメーターを使って接着性細胞を計数するときには，あらかじめピペッティングにより細胞を単一に分散させておきます。一方，浮遊性細胞の場合はピペッティングするだけです。

☆原則として，単一細胞からなる均一な細胞浮遊液をつくることがポイントです。

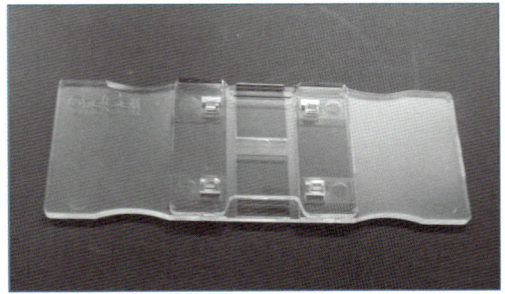

図2 プラスチック製ディスポーザブルの細胞計数盤・ワンセルカウンター（エフピーアイ）
感染性のサンプルの場合，使い捨てが可能。細胞がシングルセルに分散されていることが必須。

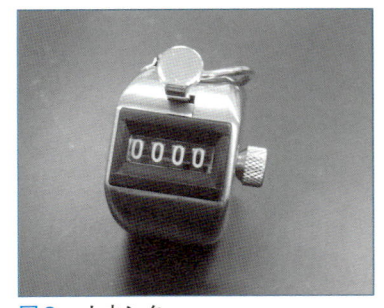

図3 カウンター

②①で分散させた細胞浮遊液をチューブに回収した後，遠心操作（約100×gで３分間）を行います。その沈渣（細胞）に既知量（例えば，２mL）の培地を加えて細胞浮遊液を調製します。

③②で調製した細胞浮遊液から100μLを新しいサンプルチューブに入れます。

④③のサンプルチューブにトリパンブルー溶液100μLを加えます。

　☆細胞の生死を判定して生細胞数を計数する場合は，細胞浮遊液にトリパンブルーを添加してカウントします。細胞が死んでいれば，トリパンブルーが細胞膜を通り過ぎて細胞内に入り込み，青く染色されます。生細胞はすぐには染色されません。

　☆染色されず薄黄色に輝いて見える細胞を計数すれば生細胞数を求めることができます。

　☆慣れるとトリパンブルーで染色しなくても，細胞が死んでいるかどうか，細胞の輝き具合でわかりますが，慣れないうちはきちんとトリパンブルーで染めて判断することが大事です。

⑤泡立たないように，ゆっくりピペッティングにより細胞浮遊液を均一にします。

⑥マイクロピペットで10μLとします。

⑦ヘモサイトメーター（計算盤）の上のカバーグラスの少し手前にチップの先を置いて，ゆっくりと細胞浮遊液を滴下します。そうすると，毛細管現象で細胞浮遊液は速やかに計算盤とカバーグラスの間に入っていきます（図4）。

⑧光学顕微鏡下で数える

　この細胞浮遊液の一部を血球計算盤に注入して光学顕微鏡下で数えます。目

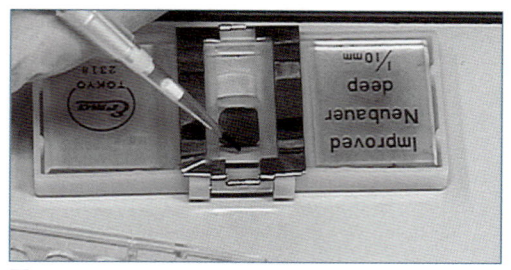

図4　ヘモサイトメーターの使い方
ヘモサイトメーターの上のカバーグラスの手前からゆっくり溶液を滴下する（細胞培養実習テキスト（じほう）P38 図2-3-1より転載）。

で見て数えますので，2～3個の細胞が塊になっているぐらいであれば数えることが可能です。

☆あまり多くの細胞が塊を作っていれば，再度ピペッティングを行って分散しなおすのがよいでしょう。

⑨上の線にかかった細胞だけ数える

　血球計算盤の計算枠のなかにいる細胞を数えます。

　線上にある細胞は，

　　・上の線にかかった細胞を数える

　　・下の線にかかった細胞は数えない

　　・左の線にかかった細胞を数える

　　・右の線にかかった細胞は数えない

　というルールで数えると，二度数えることがありません。

　☆死細胞を含む全細胞数を計数しておけば，細胞生存率を求めることができます。

⑩すぐに×100の光学顕微鏡下で，枠内（3mm×3mm）の全細胞数（Nt）と，死細胞（青く染色された細胞，Nd）をカウントします（図5）。

　☆細胞がたくさんありすぎるようであれば，枠内の細胞数が100～200となるように希釈して計測します。

　☆トリパンブルー溶液を入れて長く放置しておくと，毒性で細胞が死んでしまいます。

⑪偏りがなければ，2区画ぐらい数えて平均すれば，だいたいの細胞数を把握できることになります。

⑫正確に数えるためには，Aを数えたら，同じようにB→C→D→E→F→G→H→Iのブロックを数えます。

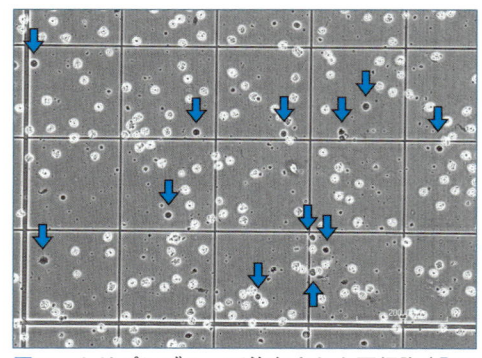

図5　トリパンブルーで染色された死細胞（↓で印された細胞）と染色されずに輝いている生細胞

➡ すばやく正確に細胞を数えよう！

【チェックポイントその4】

まさか，数えた後の計算がわからない？

図6に示すA〜Iまでの枠の面積は0.09cm^2，深さは0.01cmに設計されています。枠内に入った細胞を含む液量は9×10^{-4}cm^{3}となります。

トリパンブルー溶液＋細胞浮遊液の1mL あたり

細胞数＝$(Nt/9) \times 10^4$

生細胞数＝$(Nt-Nd)/9 \times 10^4$

となります。

細胞浮遊液の細胞数は，④でトリパンブルー溶液と細胞浮遊液を1：1の割合で混ぜているので，2倍に希釈した数を数えたことになり，

細胞浮遊液の細胞数＝$(Nt/9) \times 10^4 \times 2/mL$

細胞浮遊液の生細胞数＝$(Nt-Nd)/9 \times 10^4 \times 2/mL$

となります。

細胞浮遊液の細胞生存率（％）＝$(Nt-Nd)/Nt \times 100$

と計算します。

ヘモサイトメーターに入れた細胞浮遊液の細胞密度
＝1枠分のカウント数$\times 10^4/mL$！

＊トリパンブルーで2倍に希釈していれば，これの2倍です

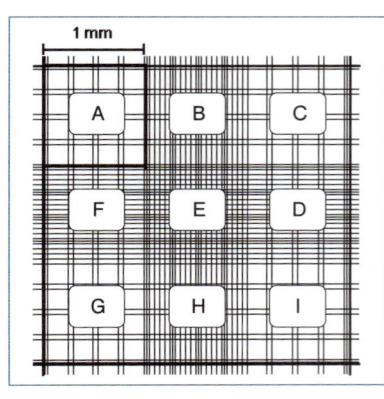

図6　ビルケルチュルク型血球計算盤の使い方
Aの部分の面積が1mm^{2}なので，この部分のカウントをn（個）とすると細胞数＝$n \times 10^4/mL$となる。大まかな細胞数を把握するだけの場合は細胞の分布にAからIまでのマスの全体に偏りがないことを確認して，AとBだけ数えて平均して計算する（細胞培養実習テキスト（じほう）P38 図2-3-2を改変）。

【チェックポイントその5】 ||||||||||||||||

どんなときにヘモサイトメーターを使うのか，わからない？

どのくらい細胞が生きているのか，細胞生存率を知る必要がある場合や，実際に目で見たほうがよいような場合に，ヘモサイトメーターを使います。例えば，

①細胞を解凍したとき

②細胞を凍結するとき

③マルチウェルに播種する細胞を調製する場合

④凝集しやすい細胞種の数を計測する場合

⑤マイトマイシン処理したフィーダー細胞を回収した場合

⑥少し激しくピペッティングしてしまったかも，と思ったとき

などでしょうか。

➡ ヘモサイトメーターをいろいろ使ってみよう！

【チェックポイントその6】 ||||||||||||||||

オートカウンターを使っちゃだめ？

ここまでヘモサイトメーターを使った細胞数のカウントを説明しましたが，オートカウンターを使ってはいけないといっているわけではありません。

流量の測定による自動細胞数計数装置

コールターカウンターは，古くから使われている自動細胞数計数装置です（図7）。小さな径の細孔（アパチャー）に細胞を1個ずつ誘導し，サンプルがアパチャーに入る際に流れる電流を測定し，細胞数を算出します。

利点

・測定時間が短い

・ランニングコストが安い

・細胞の形状，色などの影響を受けない

欠点

・装置が必要

・細胞分散が必要

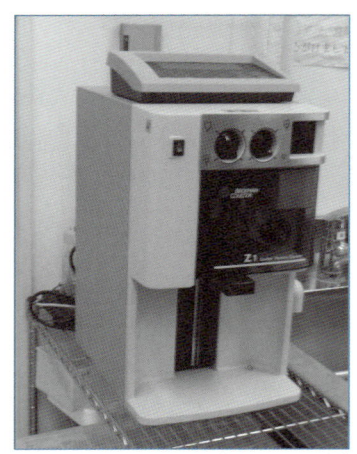

図7 コールターカウンターZ1型
（ベックマン・コールター）
細胞を分散後，緩衝液に細胞浮遊液を加えて10mLにして細胞数を計測する。

・単一細胞になっていないと誤差が生じる

・アパチャーが目詰まりする

画像解析ソフトを用いた自動細胞数計測装置

　専用のチャンバーに入れることにより，目視に近い正確なカウントが可能で，また，希釈率を入力すると元の細胞密度も計算してくれるようになっています。

利点

・目視に近い正確な計測が可能

・再現性の高い測定が可能

欠点

・装置が必要

・細胞分散が必要

・測定前に設定が必要

・測定時間がやや長い

・ランニングコストがかかる

　最近はいろいろな機器が次々と開発され，操作性も向上しているようです。装置のメリットを活かして使いこなせれば，大きな味方になってくれる機器でしょう。

➡ **機器を上手に使おう！**

【チェックポイントその7】

まさか，比色定量法の計測値が細胞数だと思っています？

　一般的にMTT試験などといわれる方法は，細胞数を直接測定するのではなく，細胞内の代謝能を相対的に測定しています。テトラゾリウム塩は，生細胞内のミトコンドリアのエネルギー活性を制御する酸化還元酵素により，還元され構造が変化してホルマザン色素（紫色）となります（図8）。その色を比色定量します。MTT試験の場合は，ホルマザン色素が不溶性のため可溶化する必要がありましたが，水溶性のホルマザン色素となるテトラゾリウム塩（WST8，XTT，アラマーブルーなど）が開発され，簡便に使用できるようなアッセイが販売されています。

利点

・細胞分散が必要ない

・マイクロプレート上の多検体の測定が可能

・測定時間が短い

欠点

・インキュベーションが必要

・pH,温度,反応時間,添加薬剤によって細胞数とは関係ない数値を示す場合がある

・測定前に測定確認が必要

したがって,細胞数が測定結果と合致しているか,顕微鏡で十分に検鏡するなど確認が必要となる。

➡ **エラーを理解することが必要!**

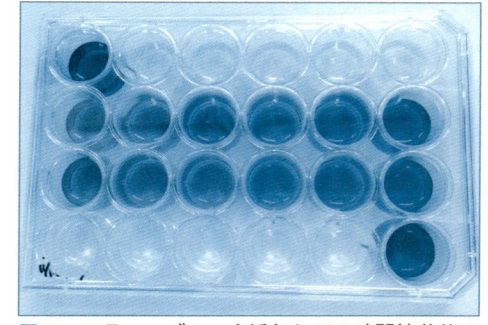

図8 アラマーブルーを添加して3時間培養後の色素の変化
マウスES細胞を24ウェルプレートのB行,C行に播種し,DMSOを0~10%添加して一晩培養後に,アラマーブルーを添加して3時間培養した。左側1列目は0%,右側6列目はDMSO 10%添加したもの。A行1列,E行6列は培地のコントロール。

いかがでしょうか? それぞれに利点,欠点があり,それぞれを上手に使いこなせるようになりましょう。

古江美保

協力者:菅 三佳,上田直子

■参考文献
1) 日本組織培養学会編:細胞培養実習テキスト,P36-39,P91-100,じほう
2) 組織培養の技術第二版 3-1 細胞数計数法,P26-28

あなたも細胞を混ぜていませんか？

もしかして，あなたも細胞を混ぜていませんか？　世間を騒がせた
STAP細胞は実はES細胞でした。多くの一般の方は驚かれたのだろうと
思います。ですが，細胞培養を知っている私たちはそれほど驚きません
でした。培養している細胞が実は違う細胞だったということは，これま
で過去に何度も報告されてきていることなのです。1999年にDirksらが
ヒト血管内皮由来細胞ECV304は，ヒト膀胱癌細胞T24細胞であったこ
とを報告しました (Dirks, W. G. et al. In Vitro Cell Dev. Biol. 35,
(1999))。しかし，その報告が発表された後も，毎年100報以上，
ECV304を使った論文が発表され，2013年でも20報の論文が発表され
ています（図1）。また，国内においても起きています。国内の研究者が
各研究室で樹立をした細胞を保存したり，あるいは他の研究者に使って
もらったりする細胞バンクというシステムがあります。国内の公的機関
が運営する細胞バンクは2つあり，JCRB細胞バンクと理研セルバンク
です。そのJCRB細胞バンクに寄託された638種類の細胞のうち，38種
類（6%）が違う細胞でした。理研セルバンクに寄託されてきた細胞565種
類の細胞のうち，53種類（9.4%）が違う細胞でした。

なぜ，こんなことが頻繁に起きるのでしょうか？　こんなに大勢の研
究者がわざわざ冷凍庫から細胞を盗み出し，自分が培養している細胞に
混ぜているのでしょうか？　そんな面倒なことをして，自分がやった研
究の価値を下げるようなことをこんなに大勢の人たちがするでしょうか？

そんなはずはないと信じたいですよね。中にはそんな方もいるかもし
れませんが，多くの場合は，自分たちが知らないうちに混ぜてしまって
いるのです。例えば，ピペットがもったいないからといって，1本のピペッ
トでPBSをシャーレに入れて，そのまま，また培地を取ったりしていま
せんか？　その作業は，まさしく細胞を混ぜているかもしれない操作な
のです。また，昨日，友人と遅くまで飲んでしまい，二日酔いのまま作
業していたりしていませんか？　集中力がなく，さっきどんな作業をし
たか忘れてしまった，なんて時は危険です。自分が細胞を混ぜてしまう
という加害者にならないように，どう気をつけたらよいのか，基本的な
事項をあげてみましょう。

〈クロスコンタミさせないためのポイント〉

1. 疲れたときに実験をしない
2. 操作の流れを把握する
3. 実験の準備を十分に行う
4. その作業に必要なモノだけをベンチに置く
5. 培地やPBSは自分専用にする
6. コンタミさせないピペット操作をする

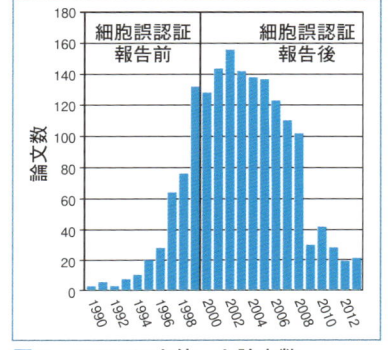

図1　ECV304を使った論文数

とても簡単なことですが，実際に守られていないことが多いのではないでしょうか。でも，こんな些細なことを守らないことにより，大事件に発展し，大損害をもたらすこともあります。些細なことを守ることにより，加害者にならず，被害者にもならず，正しい結果を出すことが可能になるのです。それなら，自己防衛のためにも守ったほうが良さそうですよね。では，上記を守るには具体的にはどのようなことをすればいいのでしょうか？

【チェックポイントその1】

疲れたときに実験をしない

夕べ飲み過ぎて深夜に帰宅して，あんまり寝ていない。夕べ，彼氏，彼女，両親，はたまた友人とけんかをしてしまい，むかついている，あるいは，落ち込んでいる。そんな時は，集中力が低下しています。いつもやらない間違いをやってしまうかもしれません。人間，誰しもそんなことはあります。そういう時は，明日に延ばせる作業は明日にして，今日は明日の作業のフローを作り直すなどデスクワークをしましょう。どうしても今日やらないといけない場合には，コーヒーやハーブティーを飲んだり，音楽を聴くなどして心を落ち着けて，作業に集中できるマインドを作りましょう。普段からそういう時のために，心を落ち着けられるグッズを準備しておくとよいですよね。培養室に音楽を流すことは悪いことではないと思います。もちろん，ロックなどハードなものではなく，心が落ち着くような優しい音楽がおすすめです。

【チェックポイントその2】 ||||||||||||||

操作の流れを把握する

　「操作なんか，頭に入ってるし〜。」って思っていらっしゃるかもしれません。でも，ぼーっとしていて，つい手順を間違えたってことが1年に1回ぐらいはあるのではないでしょうか？　その1回が命取りになるかもしれません。その1回さえも起こさないように手順書を作り，絶対に間違えないように備えましょう。

☆まず，作業を行うフロー図を「見てすぐにわかる」ように書きましょう。これは自分だけが見るものではなく，万が一，インフルエンザにかかって出勤できなかった時に誰かに代わりに作業をしてもらえるようにしておくと，ぼんやりしている時でも自分で見て間違えないのではないでしょうか。漫画っぽくイラストなどを入れて工夫して書いておくと，作業も楽しくなります。

☆作業のイメージトレーニングをしましょう。実際の作業に移る前に，机の前に座り，準備したフロー図を眺めます。そして，自分がどう作業するのか，頭の中でドラマを描くのです。そうすると，「今日は良いお天気で，培養室は少し暑いかもしれないから事前に空調を調整したほうがいいかもしれない」，なんてことも気がつきます。

【チェックポイントその3】 ||||||||||||||

作業の準備を十分に行う

　次に，必要な試薬やプラスチック製品のチェックリストを作っておきましょう。

☆必要量を一目で確認できるように培地，トリプシン溶液，PBSなどのチェックリストにしておきます。
　　□DMEM培地(10%血清入り)調製日(　　年　　月　　日)
　　□PBS(−)
　　□トリプシン・EDTA　解凍日(　　年　　月　　日)
　　確認したら，□にチェックを入れます。

☆必要量はすぐに計算できるように計算式も入れておきましょう。暗算でも量が
わかるように表を作るなり，虫食いの計算式を書いておきましょう。例えば，

継代する10cmディッシュ（　　）枚×10mL＝（　　　）mL

細胞浮遊液用チューブ（　　　）本×10mL＝（　　　）mL

播種する10cmディッシュ（　　　）枚×（10mL）＝（　　　）mL

合計＝（　　　　　　）mL

もちろん，表にしてもOKです。あるいは，エクセルの表を準備して計算式を
あらかじめ入れておき，継代する枚数さえ入れておけば，すぐに必要量がわか
るように準備しておくのもよいでしょう。

☆必要なチューブの本数，ピペット，などもチェックリストを作っておきましょ
う。

ラボにはいつも十分ストックがあるから大丈夫だと思っているかもしれません
が，誰かが昨日，たくさんチューブを使いすぎてしまい，少なくなっているか
もしれません。使った人が補充するのが原則になっているかもしれませんが，
他人を信用してはいけません。自分でちゃんと確認しましょう。チューブやピ
ペットも必要な本数は，やることが決まっていれば，だいたいわかりますよね。
予備を数本プラスしてカウントしておくことも大切です。これも，さっきの培
地の量を計算するのと同じようにすぐに計算できるように準備しておくとよい
と思います。

☆滅多にないことだと思いますが，機器に不具合があるかもしれません。機器類
の動作確認もしておきましょう。たまに，CO_2インキュベーターのCO_2がなかっ
た，なんてこともあるかもしれませんし，遠心機が調整中っていうこともある
かもしれません。ここは念のため，やはりチェックリストを作り，問題ないこ
とを確認してから，作業を始めるようにしましょう。

【チェックポイントその４】

その作業に必要なモノだけをベンチに置く

今日やる作業がいくつかある場合，すべてを一気にベンチの上に準備するので
はなく，作業ごとに区切りを付けたほうが確実に作業を行えます。例えば，血管
内皮細胞と線維芽細胞の培地交換がある場合，まず，血管内皮細胞の培地を準備

し，実際に培地交換を終えたら，一度，ベンチを片付けて70%エタノールで拭いてから，線維芽細胞の培地を準備します。「え〜，そんなの面倒だよ。最初から両方の培地を準備しておけばいいじゃないか」と思うかもしれません。でも，間違えて線維芽細胞用の培地を使って，血管内皮細胞の培地交換をしてしまうかもしれません。絶対に間違えないようにするには，このルールは破ってはいけません。余裕がある際には，一度，ベンチを締めてUV殺菌を15分行った後に，換気を15分行ってから作業をするのが理想的です。

【チェックポイントその5】

培地やPBSは自分専用にする

培地やPBS，あるいは，トリプシンなど他の作業者と共用にしていたりするのはとても危険です。ヒトiPS細胞用の培地を取るのに，マウスES細胞の培地交換をした後のピペットを使って取ってしまったAさんがそのまま培地のボトルを冷蔵庫に戻してしまった。それを知らないで，あなたがその培地を使ってしまったら，あなたが培養している細胞は，だんだんナイーブ状態のiPS細胞になっていくかもしれません?!　新発見？　しゃれにならない大事件になってしまいます。そんなことが起きないように，培地やPBS，トリプシンなどは共用しないほうがよいのです。大きなボトルは最初に小分けにして使用するのが望ましいです。でも，それだと余りが出てしまってもったいないと言うならば，せめてその作業に必要な量だけを50mLチューブ数本に分取して，ボトル本体はすぐに冷蔵庫に戻しましょう。

【チェックポイントその6】

コンタミさせないピペット操作をする

まず，細胞の上を通ったピペットは，それ以上使わない。これは絶対のルールです。このルールを破ってはいけません。目には見えなくても，小さな飛沫が飛んで細胞がピペットについているかもしれません。もし，マイコプラズマに感染していたら，その感染はラボ中に広がってしまうかもしれません。吸引用のパスツールが金属製で使い回しになっているラボもあるようですが，これも危険です。火炎滅菌が十分でなかったりすれば，たちまち感染が広がってしまいます。もし，ラボでこんな作業をするのが当たり前となっているならば，直ちにそれをやめましょう。ピペットがもったいないといってそんなことをしていると，もっと大き

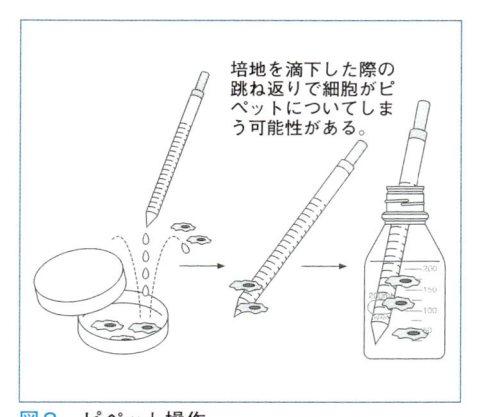

培地を滴下した際の跳ね返りで細胞がピペットについてしまう可能性がある。

図2　ピペット操作
細胞培養実習テキスト（じほう）P28より転載

な損害があなたを迎えることでしょう。

　さて，どうでしょう？　上記に心当たりがあったりして不安になりましたか？

　でも，こんなことで細胞のクロスコンタミを防げるのなら，安いものではありませんか。不安になったあなたに情報です。医薬基盤・健康・栄養研究所JCRB細胞バンクでは，ヒト細胞認証試験受託サービスを行っています。細胞のDNAを調べて，細胞バンクがこれまでに把握しているDNAと一致するものがあるかどうかを確認して，証明書を発行しています。なんだか詐欺まがいの誘導情報のようになってしまいましたね。でも，実際，たいへんな問題になっているのです。さらに詳細を知りたい方は，JCRB細胞バンクのウェブサイトに掲載されている「培養細胞の『クロスコンタミネーション』および『ミスアイデンティフィケーション』に関する警告！」*をお読みいただければと思います。また，違う細胞だった細胞株リストは英語版ウィキペディア**に掲載されています。あなたが使っている細胞の名前がないか，一度確認してみてはいかがでしょう？

古江美保

■参考文献─────────────────────────────
1）細胞のクロスコンタミネーションについての情報提供：国立研究開発法人 医薬基盤・健康・栄養研究所　培養資源研究室　小原有弘，
　*http://cellbank.nibio.go.jp/legacy/cellbank.htmL
　**http://en.wikipedia.org/wiki/List_of_contaminated_cell_lines
2）日本組織培養学会編：細胞培養実習テキスト P26-28，P75-78，P112-113，じほう

細胞をうまく凍結できますか？

　培養細胞は，凍結保護剤を混ぜて液体窒素の中に入れて長期に眠らせることができます。細胞を樹立して，一度も凍結せず培養を継続されている非凡な大御所もいらっしゃいますが，凡人の私たちは，凍結細胞を購入して解凍したり，増やした細胞を凍結することは，必須の作業となります。この作業は，継代とともに細胞培養においてはビッグイベントです。細胞を凍結して遊びに出かけ，戻ってきて解凍したら，「きゃー，細胞がいない！」，なんていうことを経験されている方も多いのではないでしょうか？　いくつかのポイントを押さえておくと，解凍が難しいといわれるヒトES細胞やiPS細胞を従来のDMSOを使った緩慢法で凍結しても，使用に足りる細胞は解凍できます。この話をすると，日本の方は驚かれます。何が違うのでしょう？　この項では，培養細胞の凍結の基本的なポイントを説明します。

　最近は，各種の凍結保存液が販売されていますので，DMSO（ジメチルスルホキシド，Dimethyl sulfoxide）を使用されない方も多いかもしれませんが，ここでは，従来から使用されている一般的なDMSOを用いた凍結法を前提として説明します。

【チェックポイントその1】

まさか，増えない細胞を凍結していますか？

　解凍後の細胞がなかなか増えないとおっしゃる方に聞いてみると，よくあるのが，元気のない細胞を凍結してしまっている。あるいは，たくさん細胞を入れたほうがいいと思ってシャーレ全面にパンパンになるまで（コンフルエントあるいは，オーバーコンフルエント）増やしてしまった細胞を凍結されているようです。元気のない細胞では，凍結・解凍というビッグイベントを耐えられません。また，コンフルエントやオーバーコンフルエントになっていると，細胞の栄養が足りない状態になっていて，やはりビッグイベントに耐えられないのです。継代後，数日後の細胞がどんどん増えている状態で，でも，まだシャーレに隙間がある元気な細胞（対数増殖期）を凍結すれば，解凍後の"生き"もよくなります。

➡ 元気にすくすく増えている細胞を凍結しよう！

【チェックポイントその2】|||||||||||||||

正しくトリプシン処理していますか？

　トリプシンの処理の方法は6項で説明しましたが，凍結の際には特に気をつけて処理し，細胞を弱らせないようにしなくてはなりません。もちろん，必ずトリプシンで分散するのではなく，普段，継代時に使っている細胞分散液を使ってください。準備を怠りなく，手早く細胞を分散させ，浮遊時間をできるだけ短くして細胞を回収しましょう。一部の細胞を採り，遠心している間に，すばやくトリパンブルーを用い細胞数および生細胞率（Viability）を計測しましょう。通常，生きている細胞が2〜10×10^6 cells/バイアルになるように調整します。

➡ 手早く細胞を分散，回収しよう！

【チェックポイントその3】|||||||||||||||

まさか，凍結保存液を保存していますか？

　DMSOを用いた凍結保存液は，用時調製です。まさか，DMSOを添加した凍結培地を1カ月も室温に置いていたようなものを使用していませんか？　事前に調節していたとしても，1日ぐらいでしょう。面倒がらずに，当日に準備しましょう。

➡ DMSO凍結保存液はそのつど調製しよう！

【チェックポイントその4】|||||||||||||||

安いDMSOを使ってます？

　最近の凍結保存液は組成が公開されていないものが多いので，どんなものが使用されているのかわかりませんが，DMSOを使う場合には，自分で選ぶことができます。その場合，けちってはいけません。精製効率があまり高くないDMSOは，残念ながら凍結後の生存率を下げてしまいます。精製効率の高いDMSOを使用しましょう。一度，無血清で培養したマウスES細胞を凍結する際に安いDMSO（でもがん細胞はちゃんと凍結解凍できるんですよ！）を使用したことがあるのですが，ものの見事に細胞が跡形もなく消えてなくなっていました。

　ときどき，DMSOはどうやって滅菌するのですか？　と聞かれることがあります。DMSOは毒性が強いので，100％の状態で微生物は生きていられません。ですから，滅菌する必要はないのですが，析出物などが出ている場合もあります

ので，フィルターでろ過したほうがよいかもしれません。ただし，DMSOが使用可能なフィルターを選びましょう。

➡ ちょっとお値段が高めのDMSOを買おう！

【チェックポイントその5】

DMSOを室温の培地と混ぜていますか？

DMSOは培地と混ぜると熱が出ます。その熱で，培地や細胞にダメージを与えてしまいます。そのため，混ぜる前の培地は必要な量をチューブに取って必要な血清や増殖因子などを培地に加えて，氷の中でキンキンに冷やしておきましょう。DMSOは重いので培地に添加すると下に沈んでしまいます。ピペットを下までしっかり入れて，緩やかに，でもしっかりとピペッティングをして，すばやくチューブを氷の中に突っ込んで，しっかり冷やしましょう。でも，DMSOだけを冷やしてはいけません。DMSOは低温になると凝固してしまいます。

➡ 室温のDMSOをしっかり冷やした培地と混ぜよう！

【チェックポイントその6】

細胞を混ぜてからベンチにそのまま置いていませんか？

上記と同様で，細胞とDMSOの入った凍結保存液を混ぜても熱が出て，細胞にダメージを与えてしまいます。トリプシン処理して，培地で細胞を回収し，遠心した後，上清を除去して，十分冷やした培地で細胞浮遊液を作製し，十分冷やした2倍濃度の凍結保存液をよく混ぜたら，また，すぐにチューブを氷の中にしっかり突っ込みましょう。

➡ 細胞をDMSO溶液に混ぜたらすぐに氷の中で冷やそう！

【チェックポイントその7】

まさか，サンプリングチューブを使ってますか？

細胞バンクなどでは，ガラスアンプルやプラスチックアンプルに封入することがありますが，一般の研究室ではそれはなかなか難しいと思います。凍結には通常クライオジェニックバイアルを使用します。−196℃などの超低温にも耐えられ，液体窒素ができるだけバイアル内に入ってこないような構造になっているものであることを確認しましょう。

浮遊状態での操作時間を短くするために遠心前に細胞数を計測していますが，

実際にバイアルに入れた細胞浮遊液を少量残しておき，細胞数を計測しましょう。バイアルには液体窒素にも耐えられるラベルを付けて，細胞名・継代数・細胞数・凍結年月日，担当者名を記入しましょう。鉛筆で書くか，あるいは，液体窒素にも耐えられるマジックインクで書きましょう。また，細胞保存記録を作成しておきましょう。ノートやカード，コンピュータのデータベースに細胞名（細胞の由来組織）・継代数・凍結年月日・使用培地・実施者などの情報を整理して記録しておきましょう。

➡ <u>液体窒素に耐えられるクライオジェニックバイアルとラベルを使おう！</u>

【チェックポイントその８】 ||||||||||||||||

まさか，裸のままディープフリーザーへ入れてます？

　細胞を凍らせると，さまざまな傷害を細胞に与えてしまいます（詳細は参考文献を見てください）。ですから，DMSOやグリセリンなどの凍結保護剤を加えます。さらに，－１℃/分位でゆっくり凍結し，できるだけ低温で維持することによって軽減することができます。－１℃/分位で低下させるプログラムフリーザーがあります。大量に凍結させるような場合は必要ですが，高価ですし，場所をとってしまいます。小さな研究室では，４℃に冷やしたイソプロパノールの入った小さなコンテナに細胞の入ったバイアルを入れて－80℃のフリーザーに一晩置きましょう。

【チェックポイントその９】 ||||||||||||||||

まさか，ずっと－80℃に入れていますか？

　凍結したクライオジェニックバイアルは翌朝，液体窒素式保存容器に移します。

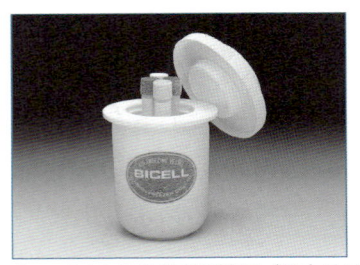 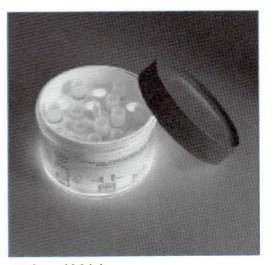

左　バイセル凍結処理容器（日本フリーザー（株））
右　「ミスターフロスティー」クライオ１℃ 凍結容器（NALGENE®）
（細胞培養実習テキスト（じほう）P57　図3-3-1より転載）

強いがん細胞などであれば，－80℃での保存も３カ月ぐらいは可能かもしれません。でも，マウスES／iPS細胞，ヒトES／iPS細胞，血球系の細胞や正常組織由来の初代培養細胞（プライマリー細胞）などは，１週間以内に液体窒素（－196℃）の超低温へ移さないと，解凍後の生存率は悪くなってしまいます。

➡ **－80℃で凍結したら，できるだけ早くに液体窒素タンクに入れよう！**

【チェックポイントその10】▐▌▐▌▐▌▐▌▐▌▐▌▐▌

液体窒素中での保存は悩ましいことをご存じですか？

　液体窒素中（－196℃）では，長年の保存が可能であることが確認されています。ただ，クライオジェニックバイアルは，キャップが完全に密閉できるとは限らないので，液体窒素の中に浸かると液体窒素がチューブ内に入り，微生物やウイルス，他の細胞がクロスコンタミする可能性を否定できません。液体中ではなく気相で保存することが推奨されています。ただ，気相は－140℃でやや温度が高く，本当に液体中の－196℃と同じように長期保存できるかどうかは30年後に解凍してみないとわかりません。気相での保存が広く提唱されるようになって10年以上になりますが，今のところ，問題はないようです。また，最近は，気相でも液体中の温度に近くなるように設計されている容器も販売されているようです。

　なお，液体窒素容器を取り扱う際は，肌の露出は極力避け，フェイスガードや保護手袋を必ず着用しましょう。また，部屋のドアは必ず開けて，液体窒素容器が万が一転倒しても，ガスが逃げるようにして，２人以上で取り扱いましょう。

➡ **液体窒素タンクの気相で保存しよう！**

古江美保

■参考文献
1) 許　南浩／編：細胞培養なるほどQ&A，pp160-173，羊土社，2004
2) 組織培養学会編：組織培養の技術 第３版 基礎編，pp41-43, pp74-76，朝倉書店，1996
3) 酒井　昭編：凍結保存―動物・植物・微生物，朝倉書店，1987
4) Christopher Stroh, The role of caspases in cryoinjury: caspase inhibition strongly improves the recovery of cryopreserved hematopoietic and other cells, FASEB J. 2002 Oct.; 16(12): 1651-3
5) 日本組織培養学会編：細胞培養実習テキスト P20，P23-24，P55-59，P98-100，じほう

無血清培養，できていますか？

　以前は「牛血清（Fetal Bovine Serum, FBS）は細胞培養には必須のもの」と認識されている方がほとんどだったと思います。ですが，昨今，無血清培地という能書きで市販されている培地も増えてきましたので，「無血清でも細胞が増える」ということを認識される方も多くなってきているのではないでしょうか。ところが，「無血清」を読んで字のごとく，「血清添加の条件から血清を抜いただけ」と誤解されている方も多くいらっしゃるようです。一部のがん細胞を除いて，多くの細胞は基礎培地だけでは増えることはできません。血清を入れない代わりに，何かの添加因子を入れないと生きることさえできないことも多いのです。加えて，実は無血清培養におけるさまざまなノウハウがあるのです。このノウハウを知らずに無血清培養を行うと，細胞が増えない，あるいは細胞が死んでしまって実験さえできないということが起きてしまいます。いくつかのポイントを押さえておくと，血清添加では解析できなかった結果が再現性高く得られることが多いのです。

　この項では，従来あまり語られてこなかった無血清培養の秘技を説明します。

【チェックポイントその1】

まさか，無血清は血清を抜いただけと思っていませんか？

　無血清培養は，血清添加の条件から血清を抜いただけの培養ではありません。血清には，さまざまな増殖因子，分化誘導因子，ホルモン，接着因子，脂質など多くの因子が含まれており，ロット差があります。血清添加の条件で，確かに多くの細胞は増殖しますが，ロットが変われば，それを再現できるかどうかはわかりません。また，多くの因子が含まれている条件に，効果がわからない因子を添加しても，その影響を正確に解析することは難しいでしょう。そこで，血清の代わりに精製された既知の成分を添加して，細胞が生存，増殖，あるいは機能できる条件を設定したものが無血清培養です。市販の培地では無血清培地と記載してあっても，十分精製されていない動物由来成分が複数添加されている場合もあります。使用の目的に合わせた無血清培地の選択が必要となりますので，その意味

を理解して使用することをおすすめします。

➡ 無血清の意味を理解しよう！

【チェックポイントその2】

まさか，ディッシュをコーティングしていない？

　FBSのなかには，ビトロネクチンやフィブロネクチンなどの接着因子が含まれているため，培養するプラスチックの表面に何もコーティングしなくても細胞は接着することができます。しかし，無血清培養条件では，接着因子をあらかじめコーティングしておかないと，多くの細胞は接着することができません。また，それぞれの細胞が好む接着因子，濃度がありますので，適切な条件の設定が必要です。それも，機能を維持するための接着因子，増殖するための接着因子，分化するための接着因子はそれぞれ異なる可能性があります。事前に情報がない場合には，自分で設定する必要があります。

　自分で条件設定する場合には，アタッチメントアッセイを行います。ビトロネクチン，ラミニン，フィブロネクチン，コラーゲンなどの接着因子を種々の濃度で96ウェルプレートにコーティングし，そこに細胞を播種して培養を行って，目的の細胞が培養できる条件を探します。

　例として，マウスES細胞D3の神経系への分化誘導のための接着因子を選ぶためのアタッチメントアッセイの方法を簡単に記載します。

　培養用の表面処理をしていないELISA用96ウェルプレート（図1）を準備します。

①2〜12列にPBS（−）を50μLずつ入れます。

②A，B行の1列目には，PBS（−）を100μL入れます。

③C，D行の1列目には，フィブロネクチン10mg/mLを100μL入れます。

④E，F行の1列目には，マウスラミニン10mg/mLを100μL入れます。

⑤G，H行の1列目には，Ⅳ型コラーゲンを10mg/mLを100μL入れます。

⑥8連のマルチチャンネルピペットを使い，1列目から50μL取り，2列目に入れて3〜4回ピ

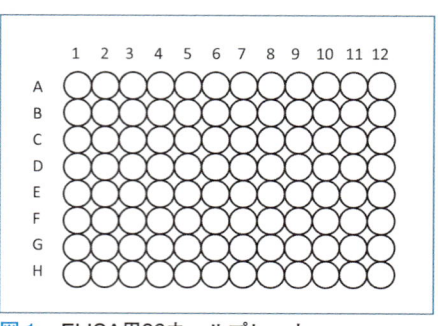

図1　ELISA用96ウェルプレート

ペッティングします。

⑦チップを捨てて，新しいチップを差して，2列目から50μL取り，3列目に入れて3〜4回ピペッティングします。

⑧上記を繰り返して，12列まで希釈を行ったら，最後の50μLは捨てます。

⑨これを37℃インキュベーターに3時間入れます。

⑩各ウェルの12列目（薄い濃度）から1行ずつ，溶液を吸引していきます。

⑪PBS（＋）をすべてのウェルに100μLずつ入れて，吸引します。

⑫10mg/mLのBovine albumin faction V/PBS（＋）をすべてのウェルに100μLずつ入れて，37℃インキュベーターに30分入れます。

⑬その間に細胞の準備を行います。血清を使用して培養していた場合には，PBS（−）で2回洗い，薄めのトリプシン／EDTAを使い，シングルセルになるように分散した後，トリプシンインヒビターを添加して，基本培地で細胞を回収し遠心します。新しい基本培地を加えて，さらに2回遠心し分化用培地に浮遊させ，4℃か，氷中に置いておきます。

⑭プレートをインキュベーターから取り出し，各ウェルの12列目（薄い濃度）から1行ずつ，溶液を吸引していきます。

⑮3×10^5 cells/mLの細胞浮遊液100μLをすべてのウェルに入れます。

☆播種密度とインキュベーション時間は目的によって異なります。

　✓細胞の接着性を見る場合は播種してすぐにコンフルエントになるよう高密度で播種し，播種後3〜12時間で判定する。

　✓増殖性を見る場合にはやや薄めに播種し，3日目にコンフルエントになるように播種する。

　✓分化を見る場合には薄めに播種し，1〜5日目に分化が判定する。3日以上培養する場合には，培地交換をするか，培地を添加する。

⑯プレートを37℃のCO_2インキュベーターに入れて，1〜3日培養します。

⑰細胞を固定し，抗ネスチン抗体で免疫染色を行い，DAPIにて核染色を行います。

⑱核数とネスチン陽性率をイメージアナライザーで測定し，適当な条件を判定します。

少したいへんな作業かもしれませんが，適切な濃度を決定できれば，実は経済的にお得だったりします。面倒と思わず，がんばってやってみましょう。

➡ 無血清培養ではコーティングが必須！

【チェックポイントその3】

まさか，ボトルごと培地を暖めているなんて？

　自分で調製する無血清培地であれば，基本培地を小分けにして使用することも可能ですが，市販の無血清培地の場合，基本培地が入っているボトルに添加因子を入れてすべて混ぜて，それを1週間以内に使用する場合が多いかと思います。使用する際に，ボトルごと37℃のウォーターバスに入れてしまうと，添加因子が分解される，あるいはプラスチック表面についてしまい，液体中には活性がなくなるということもあります。使用量のみチューブに分取して，できるだけボトルに入っている培地の温度変化がないようにしましょう。できれば，プラスチックボトルに小分けをして保存することが望ましいと思います（図2）。

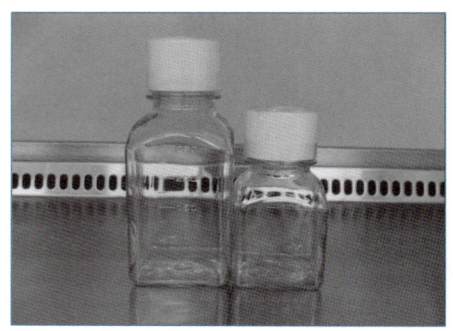

図2　小分け用プラスチックボトル

➡ 培地は小分けして使おう！

【チェックポイントその4】

その細胞分散液は培地で活性化されるかも？

　細胞分散液は，カルシウムイオン，マグネシウムイオンがあったほうが活性化される場合と，不活性化される場合があります。無血清培養の場合には，培地に含まれるアルブミン量が少なく，酵素の作用が強くなる場合が多いので十分注意する必要があります。トリプシンはカルシウムイオン，マグネシウムイオンがあると活性が阻害されますので，培地を添加すればトリプシンの作用を止められます。しかし，コラゲナーゼやディスパーゼはカルシウムイオン，マグネシウムイオン存在下で活性を出します。ですから，培地を添加しても活性は抑制されません。ひたすら洗って希釈していくしかありません。酵素の活性の特性を十分に理解して，使用する必要があります。

➡ 細胞分散液の特徴を理解しよう！

【チェックポイントその5】

まさか，37℃で細胞分散液を処理している？

　無血清培養では酵素の効きがよくなる場合が多いため，効き過ぎて細胞にダメージを与えることがあります。無血清培養した細胞をトリプシンで37℃中で処理をしてしまうと，細胞が接着しなかったり，増殖しなくなったりします。コラゲナーゼやディスパーゼなども室温でも効果がある条件もあります。37℃と決めつけないで，まずは室温で試して，細胞分散時の酵素による細胞のダメージをできるだけ少なくする工夫が必要です。

➡ 細胞分散時のダメージをできるだけ減らそう！

【チェックポイントその6】

もしかして遠心は1回だけ？

　無血清培養では酵素の効きがよくなる場合が多いため，細胞分散時に添加した酵素などもできるだけ取り除く必要があります。血清添加の条件では1回の遠心による洗浄で十分でも，無血清培養条件では，通常，2，3回の遠心による洗浄が好ましい場合が多いのです。特にカルシウム，マグネシウム存在下で活性のあるコラゲナーゼ，ディスパーゼなどを使用後は3回遠心を行うことをおすすめします。

➡ 細胞分散液はきっちり取り除こう！

【チェックポイントその7】

もしかして洗剤で洗ったガラス瓶を使っている？

　培地を小分けする際に使用するメディウム瓶やPBSを作製するシリンダーやガラス瓶などに微量な洗剤成分が残っていると細胞にダメージを与えるようです。私の出身ラボでは，「無血清培養用の瓶は洗剤で洗うな」と教わりました。しかしその後，私が無血清培養を教わった出身ラボを出て，新しい研究室でこれを守らなかったために，貴重な初代培養細胞を全滅させたことがあります。最初は増え始めるのですが，そのうち細胞質のなかに空胞ができはじめ，やがて浮いていき，ついには細胞がなくなってしまいました。もちろんかなり長めに洗い，十分に洗剤は洗い流されていると思うのですが，微量でも作用してしまうようです。現在，私のラボでは，滅菌済みのプラスチックメディウムボトルを使用していま

すが，ガラス瓶を使用する際には，血清やアルブミンを添加したボトルとは別にして，以下の操作で使用しています。

〈新品のガラスメジューム瓶の洗い方〉

①広口メジューム瓶 赤蓋付（図3）をミリQ水で3，4回洗浄する。

②新しいミリQ水を瓶一杯に入れて一晩静置する。

③翌日，ミリQ水で3，4回洗浄する。

④オートクレーブをかけて使用を開始する。

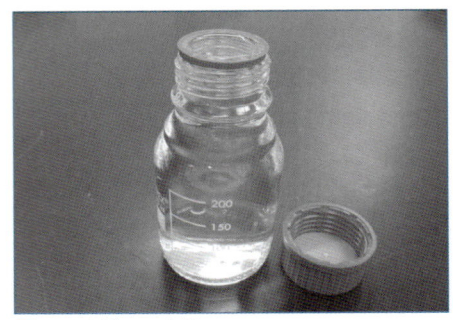

図3　メジューム瓶
購入したメジューム瓶をミリQ水で3，4回洗浄後，ミリQ水を満たしたところ。

〈使用後のガラスメジューム瓶の洗い方〉

①PBSあるいは培地を使用後は，できる限りすぐにミリQ水で4，5回洗浄する。

②オートクレーブにかける。

注意：血清やアルブミンを添加したボトルは，洗剤を使用して洗浄します。その後は絶対に無血清培養用には使用しません。

➡ 無血清培養用のメジューム瓶は別洗いしよう！

【チェックポイントその8】 ||||||||||||||||

もしかして洗剤で洗ったガラスピペットを使っている？

もう，お気づきですよね。ガラスピペットを使っている場合も，微量に残った洗剤が影響を与える可能性があります。ディスポーザブルピペットを使うのがよいのですが，予算的に難しい場合には，水洗いを6時間以上行い，最後にミリQ水を3回通すことで，影響を少なくできていることを経験しています。

➡ 無血清培養用のガラスピペットはいつもより長めに洗おう！

【チェックポイントその9】 ||||||||||||||||

まさか，血清添加用培地の基本培地をそのまま使っているなんて？

無血清培養では，血清添加の条件に比べて，細胞種への適応範囲が狭いことが

知られています。細胞種ごとにそれぞれに無血清培養条件があるといっても過言ではないでしょう。つまり，限定された細胞種だけが増殖するので，クローナルな細胞集団を得ることができます。例えば，皮膚の表皮を初代培養した際，カルシウム濃度の高い培地では，ケラチノサイト（表皮角化細胞）は分化が促進されて増殖が停止し，一方で線維芽細胞は増殖します。しかし，カルシウム濃度の低い培地では，線維芽細胞の増殖は抑えられ，ケラチノサイトは増殖します。また，唾液腺の導管上皮幹細胞は，マウスでは低カルシウム培地MCDB153培地で増えますが，ラットの導管上皮幹細胞はMCDB153培地ではアミノ酸が足りず，増殖し始めたところでアポトーシスを起こしてしまいます。そのため，MCDB153培地に数種のアミノ酸を足して培養する必要があります。ヒトのケラチノサイトでは，MCDB153培地にアミノ酸を足したMCDB153HAA培地が使用されます。

　一般的に，無血清培養には，DMEM/F12や一連のMCDB培地（104，105，107，110，131，151，153，170，201，302）が使用されることが多いですが，細胞種ごとに違います。さらに，これら基本培地にピルビン酸，あるいは非必須アミノ酸（non-essential amino acid）を添加して使用されることも多いです。論文で報告されている場合には，記載されているとおり微量成分も正しく添加することをおすすめします。また，新しく条件を設定する際には，面倒でもいくつかの基本培地を検討するほうが，よい結果が得られると思います。

　さらに，血清の代わりに，ホルモン，ミネラル，脂質やその前駆体であるリノール酸，コリン，エタノールアミン，ホスホエタノールアミン，増殖因子を添加する必要があります。一般的に使用されるものを表1にまとめました。また，よくN2サプリメントやB27サプリメントが使用されますが，これらはいくつかの因子を組み合わせたものです。1つずつ因子を組み合わせるほうがよい条件が見つかる場合もあります。

➡ 無血清培養用の基礎培地と添加因子を選ぼう！

表1　無血清培養に用いられる添加物リスト

インスリン
トランスフェリン
リノール酸・アルブミン
コリン
エタノールアミン
ホスホエタノールアミン
オレイン酸・アルブミン
2-メルカプトエタノール
モノチオグリセロール
セレン酸ナトリウム
プロゲステロン
プトレシン
甲状腺ホルモン
デキサメタゾン
ヒドロコルチゾン
ヘパリン
アスコルビン酸

【チェックポイントその10】 ||||||||||||||||

まさか，増殖因子を入れないなんて？

　血清の代わりに，それぞれの細胞の増殖には固有の細胞成長因子（増殖因子）が必要です（表2）。例えば，マウスES細胞ではLIF（白血病抑制因子，Leukemia inhibitory factor）が必要ですし，ヒトES/iPS細胞ではFGF-2（塩基性線維芽細胞成長因子，fibroblast growth factor-2）が必要です。血管内皮細胞ではFGF-1やFGF-2，リンパ球系細胞には種々のインターロイキン類が必要です。

　ただ，増殖因子の活性は，添加されているそのほかの成分の影響を大きく受けます。また，その製造方法，ロット，輸送方法，保存状態などによって生物活性が変わることがあるので，使用し始めるときには，一度，複数のメーカーや至適濃度の確認が必要です。安価でも活性が低ければ，結局高くついてしまいます。

➡ 増殖因子はメーカーと濃度のチェックをしよう！

【チェックポイントその11】 ||||||||||||||||

まさか，培地交換を毎日していない？

　無血清培養条件では，限られた組成からなり，代謝の早い細胞では栄養分が足りなくなってしまうこともあるので，こまめな培地交換が必要です。細胞種，培養条件によりますが，基本的には毎日培地交換が望ましいです。すべて交換するのではなく，1/3〜1/10程度の培養上清を残して，新しく培地を足すのがよい場合が多いでしょう。細胞の顔を見ながら，望ましい培地交換のタイミングを見つけることが重要です。

表2　細胞培養に使われる増殖因子

因子	標的細胞
FGF-1	血管内皮細胞
FGF-2	血管内皮細胞，間葉系細胞，神経系細胞，ヒト多能性幹細胞
FGF-7	ケラチノサイト
EGF	上皮系細胞，線維芽細胞
HGF	肝細胞
PDGF	間葉系細胞，神経系細胞
LIF	マウス多能性幹細胞
IL-2	T細胞
IL-6	B細胞

細胞培養実習テキスト（じほう）P15 表1-2-5より改変

➡ **少なくとも２日ごとに培地交換しよう！**

【チェックポイントその12】

まさか，オーバーコンフルエントにしてしまった？

　血清添加の条件で培養するがん細胞の場合は，オーバーコンフルエントになってしまっても，その後，継代すればなんとか回復することもあるかもしれません。しかし，無血清培養の場合には，オーバーコンフルエントになってしまったら，その後は細胞がもう増えない，ということもめずらしくありません。特に，正常上皮細胞や幹細胞などでは，ディッシュのなかで増殖が偏って一部だけがコンフルエントな状態となっていても，細胞増殖の接触阻止（コンタクトインヒビション）が起きてしまい，その後，継代しても細胞が増えなくなってしまったり，あるいは接着さえしなくなってしまうことがあります。常に細心の注意を払って，培養する必要があるのです。

➡ **サブコンフルエントで継代しよう！**

　以上が，無血清培養のコツです。些細なことなのですが，これらのことに気を配るかどうかで結果がまったく異なってくることも珍しくありません。無血清培養を行う際の細胞の世話はたいへんですが，得られることも大きいと思います。これまで無血清培養を試したけれどうまくいかなかったという方は，一度，これらのことを試してみていただければ幸いです。

古江美保

■参考文献
1) Freshney RI (ed) : Culture of Animal Cells, A Manual of Basic Technique, 5th Edition, John Wiley& Sons, Inc., New York, 2005
2) Davis JM (ed) : Basic Cell Culture, Second Edition, Oxford University Press Inc., New York, 2002
3) 細胞培養なるほどQ＆A，許　南浩　編集，羊土社，2004
4) 組織培養学会編：組織培養の技術 第３版 基礎編　pp57-58, pp74-76，朝倉書店，1996，3．酒井　昭 編 凍結保存―動物・植物・微生物―，朝倉書店，1987
5) Sato, G.H. in Biochemical Actions of Hormones Vol. 3 (ed Litwack G) 391 (Academic, 1975)
6) Hayashi, I. & Sato, G.H. *Nature*, 259, 132 (1976)
7) Bottenstein, J. et al. : *Methods Enzymol.*, 58, 94 (1979)
8) Sato, J.D., Kawamoto, T. & Okamoto, T. : *J. Exp. Med.*, 165, 1761 (1987)
9) Brewer, G.J., Torricelli, J.R., Evege, E.K. & Price, P.J. : *J. Neurosci. Res.*, 35, 567-576 (1993)

10) Induction of neural crest cells from mouse embryonic stem cells in a serum-free monolayer culture. *Int. J. Dev. Biol.*, 54, 1287-1294(2010)
11) Integrins Regulate Mouse Embryonic Stem Cell Self-Renewal. *Stem Cells*, Dec；25：3005-3015（2007）
12) Advantages and difficulties in culturing human pluripotent stem cells in growth factor-defined serum-free medium. *In Vitro Cell. Dev. Biol. Anim.*, 46, 573-576(2010)

そのゴミの捨て方，大丈夫ですか？

　培養実験はうまくいっても，片付けができなければ研究が成功したとはいえません。きちんと片付けをして，ゴミを捨てるときに落とし穴が…。例えば細胞培養で使用したものを，一般ゴミと一緒に廃棄していませんか？

　図のようなマークを培養実験室や感染性廃棄物用のケースで見たことがありませんか？　これはバイオハザードのサイン，すなわち「生物による危険性」がある場合に表示します。図のバイオハザードのサインは白黒ですが，実際には赤色は血液などの液状物，橙色は固形状のもの，黄色は注射針などの鋭利なものと色分けが推奨されています。バイオハザードは病原体による感染性の問題だけでなく，遺伝子組換え生物による人体や環境への危険も問題になります。誤って危険な生物を外部に拡散するようなことがあると，新聞ネタになって周囲に多大な迷惑をかけることもあります。もちろん環境を汚染させてしまうと，その責任を問われることにもなります。

　再生医療や製品の生産のための細胞培養では，法令等に基づいた施設や廃棄物処理の管理が必要なことはいうまでもありません。ここでは大学などで行われる一般的な研究用の細胞培養で，バイオハザードの観点からどのように気をつければよいかを説明したいと思います。

図　バイオハザードマーク

　さて皆さんは，細胞培養実験から出た培養廃液や細胞そのものをどのように捨てていますか？

　培養細胞に触れた液体，つまりいらない培地や洗浄後のバッファーはそのまま廃棄せず，密閉できる廃液ビンに一時的に貯めている培養室が多いと思います。ヒト由来細胞やウシ血清などは未知の病原体が含まれている可能性がありますので，万が一のことを考えて一般の下水に流してはいけない液体などを環境から隔離することを「封じ込め」といい，バイオハザード対策の基本です。次にそのような液体のなかに存在する病原体などを不活性化する必要があるので，一般的に

はオートクレーブなどを用いて滅菌処理した後に廃液として搬出します。企業からだけでなく大学などの研究室からの実験系廃棄物や廃液も，厳密には事業系廃棄物（いわゆる産業廃棄物）の範疇に含まれますので注意が必要です。また遺伝子組換え細胞を扱った場合は，「遺伝子組換え生物等の使用等の規制による生物の多様性の確保に関する法律」（いわゆるカルタヘナ法）に基づいて，通常の廃棄物よりもさらに厳密に取り扱う必要があります。

　何をどこまで行ってよいか，つまり何がアウトで何がセーフかは，微妙なグレーゾーンを伴うため機関ごとに異なるのが現状です。細胞培養を行う皆さんは以下のチェックポイントを押さえて，必要事項を確認してから実験を開始してください。

【チェックポイントその1】 ||||||||||||||

バイオハザードについて知っていますか？

　バイオハザードの原因となる細胞などの実験系廃棄物を適切に廃棄処理するためには，どのような危険が存在しうるかとその危険の具体的な予防について知っておく必要があります。各施設で実施している講習に参加するか，専門書を参考にしてください。また，ウイルス感染細胞など病原性のある生物を取り扱う場合は，その危険度に応じて実験施設に必要なバイオセーフティレベルが決まっていますので，必ず確認してください。参考文献にあげている「WHO実験室バイオセーフティ指針」はインターネットから入手できるので，印刷して培養実験室に常備しておくとイザというときに役立ちます。

【チェックポイントその2】 ||||||||||||||

所属する機関の廃棄方法を把握していますか？

　所属する機関や地域によって，実験系廃棄物や廃液などの廃棄方法が大きく異なります。封じ込め，すなわち「環境に影響を与えるものは一切外に出さない」という方針はもちろん変わりませんが，運用の仕方は所属する機関の設置形態によって異なり，またそれぞれの地域にある業者との連携が必要です。異動した場合は，実験を開始する前に廃棄方法について確認しましょう。

【チェックポイントその3】 ||||||||||||||||

安全管理責任者を決めていますか？

　すでにお察しのことと思いますが，バイオハザードや廃棄方法に関するルールはとても複雑です。各施設でこのルールを徹底し安全な廃棄処理をするためには，複数の培養作業者のなかに安全管理責任者を定めることが望ましいです。

　もちろん安全管理責任者が1人で廃棄物管理を行うのではなく，複雑なルールを各施設の実態に合わせて運用するマネージメントを行います。また関連法規や緊急時の連絡先など必要な情報がすぐに確認できるように，パソコンに保存したり印刷して培養室に置いて管理しましょう。他の培養作業者は廃棄処理に関することをこまめに安全管理責任者に報告し，問題があれば安全管理責任者がすぐに所属機関全体の責任者と相談するようにします。

【チェックポイントその4】 ||||||||||||||||

培養室を使用するメンバーで情報を共有していますか？

　実験系廃棄物や廃液の処理方法は，法令などの変更に伴って細かな変更が必要です。これまでは問題がなかった処理方法も，法律が変わったら禁止されることがあります。管理責任者は廃棄方法などに関する情報をメールで回覧したり，研究ミーティングの際に伝達するなどして，すべてのメンバーに周知して情報共有しましょう。

【チェックポイントその5】 ||||||||||||||||

よくわからないとき，迷ったときは，まずSTOP！！

　これが一番大切です。廃棄方法がよくわからなかったり，初めて廃棄するのでどうしたらよいか迷った場合は，まずは手を止めて相談することです。特に液体は一度流してしまうと，二度と回収できません。施設全体が実験停止になってしまうこともあります。施設の廃棄物や排水の管理担当者は，取り締まりのために存在するのではありません。事前に受けた相談に対してアドバイスをすることで，危険な拡散事故を未然に防ぐことが彼らの本来の仕事です。

　バイオハザードの概念は廃棄処理だけではなく，普段の培養操作にも関わっています。例えば培養実験室で手袋やマスクをする目的は細胞を汚染させないため

だけではなく，培養作業者の安全を確保することも重要です。また普段から安全を意識している培養作業者は，実は細胞を汚染させるリスクも少ないものです。本稿をお読みの皆さんもバイオハザードの観点から培養環境や自分自身の作業を一度見直して，安全な培養操作を目指してください。

片岡　健

■参考文献
1) 許南浩／編：細胞培養なるほどQ＆A，pp128-129，pp138-140，羊土社，2004
2) 世界保健機関（WHO）実験室バイオセーフティ指針第3版，バイオメディカルサイエンス研究会，2004
3) カルタヘナ法ガイドブック，財団法人バイオインダストリー協会，2006

試薬の希釈，できていますか？

　試験薬物を培養細胞に作用させてその反応をみるためには，まず，薬物を溶解，または混濁した後，希釈しなければなりません。この過程は，正確な試験データを得るためだけでなく，データの再現性と信頼性を高めるうえでもたいへん重要なステップです。ここでは，試験薬物の溶解，混濁，希釈から細胞への添加までの過程を，注意点を述べながら説明します。

【チェックポイントその1】

試験用培地の準備

　試験薬物は適切な溶媒（溶かす液体のこと）に溶解，もしくは混濁（溶けずに混ざるだけの状態）させます。少し濃い試験薬物を少量，細胞を培養する培地に加える場合と，細胞が増殖するために必要な因子などをすべて加えた完全増殖培地（complete growth medium：CGM）に，細胞に作用させる濃度になるように試験薬物を加えて，培地（最終試験培地）を調製する場合とがあります。最終試験培地は細胞に作用させる当日に調製します。

　溶解または混濁した試験薬物は，細胞に作用させる濃度よりも少し濃い濃度で保存液（stock solution）として保管し，次回以降の試験にも使用します。ただし，保存しておいた試験薬物が安定であることを確認するデータを作成しておく必要があります。もし，それが確認できなければ，試験のたびごとに新鮮な試験薬物を調製するようにします。

　光で分解されてしまうような光感受性のある薬物を溶解・混濁・希釈するときは，実験室内やベンチのライトをオフにして，通常の照明に曝露されないように注意します。また，可能であれば，紫外光を遮ることのできるUVフィルターを貼った環境の下で作業を行います。

（1）溶媒の選択

　薬物を溶かす（溶解）または混濁させるのに使用する液体（溶媒）は，何を使えばよいのでしょうか？　選択のコツをあげてみました。

①試験薬物をよく溶かすこと（溶解度*1が高いこと）ほとんどの場合，試験薬物のデータシートに水に溶けやすい，あるいは，水に溶けないなど，溶解性についての情報が記載されています。水に溶けない場合には，例えば，ジメチルスルホキシド（dimethyl sulfoxide：DMSO）に溶けるなどの情報が記載されています。

②化学的に安定なこと

試験薬物が溶媒と反応して化学的に変化しないことです。

③使用する培養器具類と化学反応しないこと

例えば，アセトンを溶媒として使用するときは，ポリスチレン製の培養器具類は耐久性に欠けるのでアセトンの場合はガラス製のものを使いましょう。

④薬物の細胞への反応に影響を及ぼさないこと

例については，後述する「主な溶媒について」の項を参考にしてください。

⑤試験結果に悪影響を及ぼさないこと

例えば，細胞増殖を阻害するものや，細胞に染色体異常を誘起する溶媒は，試験薬物の細胞毒性や染色体異常誘導能を評価する試験には用いることができません。

（2）使用される溶媒の例

①水によく溶ける試験薬物に対しては，

精製水，リン酸緩衝液（PBS），完全増殖培地（CGM）が使われます。

②水に溶けない試験薬物に対しては，

よく用いられているものとしてDMSOがあります。その他，アセトンやエタノールも用いられます。

一般に，これらの溶媒のCGM中の最終濃度は，精製水では5%，DMSOでは0.5%，アセトンでは0.5%，エタノールでは0.1%（v/v）を超えないようにします[1]。

いずれの溶媒を用いた場合でも，CGM中の溶媒の最終濃度は，溶媒対照群（solvent control）やすべての薬物作用群（treated group）で同一になるようにします。

このような溶媒として確立されている以外のものを溶媒に使用するときは，溶媒としての要件を満たしていることを証明するデータを添付します。また，試験のときは，溶媒を含まないCGMを無処理対照（untreated control）として加える

ことを忘れないようにします。なお，溶媒として用いても，細胞に悪影響を及ぼさないことが十分証明できるデータを持ち合わせている研究室では，untreated controlを設定する必要はありません。

（3）主な溶媒について
①DMSO
a. 一般的性質と注意事項

DMSOは極めて優れた溶媒です。DMSOは極性の大きい無色の液体で（ただし融点は18.5℃），水とは自由に混和します。ほとんどの芳香族化合物[*2]，アセチレンを含む不飽和化合物[*3]，窒素およびイオウ化合物[*4]を極めて容易に溶かすのみならず，多くの無機塩，高分子，樹脂の優れた溶媒としても知られています。またDMSO中では，溶質（溶媒に溶けている物質）は容易にイオン化して反応に関与します[2]。

DMSO自体の毒性は低いといわれていますが，DMSOは吸入，経皮，経口摂取などにより体内へ迅速に吸収されます。DMSOで溶解した試験薬物も一緒に吸収されますので注意が必要です。研究や試験に使用される薬物は高純度のものが用いられていることが多く，毒性の強い薬物は特に危険です。マスク，手袋，白衣，安全眼鏡などを着用して，安全キャビネット内で取り扱いましょう。

DMSOは引火点が87℃の可燃性液体です。裸火の近くで封を開けてはいけません。また，引火点以上の温度では，蒸気／空気の爆発性混合気体を生じることがあります。

DMSOの比重は1.1で水よりわずかに重いため，CGMに添加すると下方に沈みます。添加後，よく撹拌して均一にしましょう。なお，DMSOはフィルター滅菌されている細胞培養用のものを使用します。試薬用のDMSOの場合，結晶が浮遊していることもあるので注意しましょう。これまでの経験では，試薬用のDMSOで溶解・混濁した試験薬物は無菌的であり，滅菌フィルターでろ過する必要はありませんでした。また，DMSOは劣化しやすいので，使用量に見合った容量のものを入手し，長期間にわたって溜め置きしないようにしましょう。

b. 分化への影響

DMSOによって，HL60細胞株(ヒト前骨髄性白血病細胞株)は顆粒球（好

中球）へ分化します[3]。また，DMSOはマウスES細胞の心筋細胞への分化やヒトiPS細胞の肝細胞への分化を促進します。扱う細胞によって，DMSOは分化に影響を及ぼすので注意が必要です。

②エタノール

a. 一般的性質と注意事項

　エタノールは，親水性のヒドロキシル基（－OH）と疎水性のエチル基（$H_5C_2^-$）の両方をもっているので，多くの無機・有機物の溶媒として使われています。

　ポリスチレン製，ポリエチレン製，ポリプロピレン製のプラスチック製品には耐久性があります。

　エタノールには引火性があるため，直接加熱してはいけません。エタノールは気化しやすく（揮発性が高い，沸点79℃），試薬の希釈に時間がかかりすぎると，薬物濃度が変化するおそれがあります。手早く作業を行いましょう。また，吸入による健康被害を防ぐため，できれば安全キャビネット内で取り扱いましょう。

b. 細胞への影響

　エタノールは，ホスホリパーゼDを介したシグナル伝達系を混乱させて細胞増殖を抑制することが知られています。ラットの大脳皮質由来の星状膠細胞では，0.1〜2%のエタノールで，この現象がみられます[4]。エタノールを溶媒として用いる際には，あらかじめ使用する細胞の増殖やシグナル伝達系への影響を調べておく必要があります。

③アセトン

a. 一般的性質と注意事項

　有機溶媒として広く用いられています。アセトンは水にも溶け，アルコールやジエチルエーテルにも溶けます。また，ほとんどの油脂をよく溶かします。

　引火しやすく揮発性が高い（沸点56℃）ので注意しましょう。

　プラスチック製の培養容器やピペット類，チューブ，その他に使われているポリスチレン製，ポリエチレン製，ポリプロピレン製は，アセトンに対する耐久性がないかあるいは弱いので，なるべく使用しないようにしましょう。薬物をアセトンで溶解するときは，ガラス製の容器やピペット，チューブ類を使用します。

（4）試験薬物濃度の上限

　細胞に作用させる試験薬物の最終濃度の上限は，用いる薬物の溶解度や細胞毒性によって異なります。一般的には，試験薬物の最終濃度の上限は，化学構造や分子量が明らかな薬物では10mM（10mmol/L），分子量が明らかでない薬物や混合物では2mg/mLか2μL/mLにします。このように濃度に上限を設定するのは，CGM（完全増殖培地）の浸透圧が薬物によって上昇し，細胞に影響が及ぶのを避けるためです。なお，やむを得ず10mMや2mg/mL，2μL/mL以上の濃度を使用するときは，その理由について詳細に説明する必要があります。

　しかし，植物抽出物や反応生成物の複合体や生物学的材料からなる組成不明の薬物で，かつ細胞毒性がほとんど認められない場合は，各構成成分の濃度を高める目的で，最低でも5mg/mLを最高濃度とします[5]。

（5）試験濃度と溶解度

　水にも有機溶媒にも溶けにくい難溶性薬物の場合，溶解度より低い濃度（可溶性濃度）で細胞に毒性などの影響が現れなかった場合は，最終試験培地中に，肉眼や位相差顕微鏡で沈殿物や混濁物を確認できる最低濃度（この濃度を最高試験濃度とする）と，それ以下の可溶性濃度の両方を細胞に作用させるようにします。

　こうすることによって，溶解度のぎりぎりまで試験していることの証明になりますし，また，もし最高試験濃度で細胞に影響が現れたら，その影響は試験薬物自体によるのではなく，沈殿物や混濁物によることが推察できます[1]。

　沈殿物や混濁物が生じるかどうかを調べるには，まず細胞のない状態で試験薬物を最終試験培地に添加して，肉眼や位相差顕微鏡で観察します。次に，同様の方法で，実際に細胞に作用させた直後の培養容器中の最終試験培地を観察し，確認します。

【チェックポイントその1】

最終試験培地作製のための薬物の希釈法

　薬物を細胞に作用させるためには，溶解または混濁した試験薬物を作用させる最終濃度まで希釈しなければなりません。いろいろな希釈方法がありますので，ここでは例をあげながら説明します。

【例1】 試験薬物を最終濃度まで希釈した後，細胞に作用させる方法

　試験薬物として，ビスフェノールA（BPA）を用いるとします。BPAがある細胞にある現象を誘起するかどうかを試験するため，BPAを0，25，50，100，200μMを含む最終試験培地を，それぞれ10mLずつ作製することにします。

BPA（bisphenol A）について

・BPAは白色の固体（一般には粉末状）で，エポキシレジン[*5]，ポリカーボネート[*6]，その他の樹脂の原料として利用されています。BPAは食品用の容器や缶詰の内面塗装に用いられていることから，BPAが容器内の飲食物へ移行するといわれています。

・化学式は$(CH_3)_2C(C_6H_4OH)_2$で，分子量は228.3です。

・使用するBPAの純度と購入先
　純度は99％以上，購入先は○○○会社（東京）です。

使用する溶媒と最終試験培地中の溶媒濃度

・使用する溶媒：DMSO

・最終試験培地中のDMSO濃度：いずれの作用群も0.5％とする。

最終試験培地の作製

　最終試験培地を作製するとき，各作用群の濃度の200倍高濃度のBPAをDMSOで作製し，これらを同量ずつ各作用群のCGMに添加して最終濃度を得る方法と，高濃度のBPAをDMSOで作製し，その適量を各作用群のCGMに添加して最終濃度にする方法があります。

　説明の関係上，仮に前者を中間溶液法，後者を直接希釈法ということにします。

①中間溶液法による希釈

1）中間溶液中のBPA濃度

　最終試験培地中のDMSO濃度を0.5％にするためには，各作用群とも，まず200倍高濃度のBPA溶液をDMSOで作製する必要があります。作製された溶液を中間溶液と呼ぶことにします。
表1は最終試験培地中と中間溶

表1　最終試験培地中と中間溶液中のBPA濃度

最終試験培地中の BPA濃度（μM）	中間溶液中の BPA濃度（mM）
200	40　（200μM×200）
100	20　（100μM×200）
50	10　（50μM×200）
25	5　（25μM×200）
0	0

液中のBPA濃度を表しています。

2）中間溶液の作製

a. 40mM BPAを含む中間溶液の作製

　1MのBPA溶液には，BPAの分子量が228.3であることから，1mLの溶媒中に228.3mgのBPAが溶けています（BPA濃度は228.3mg/mLです）。

　40mM BPAは，これを基に比例計算すると，9.13mg/mL BPAになります。

　したがって，40mM BPAを作製するには，BPAを適量計量した後，その重量（mg）を9.13mg/mLで割った値のDMSO量（mL）で溶解すればよいことになります。

　例えば，BPAを7.5mg計量したとすると，0.82mLのDMSOで溶解すれば40mMのBPA溶液を得ることができます。

b. 20mM BPAを含む中間溶液の作製

　今回の試験では，作製する最終試験培地の量は10mLであることを念頭に入れて，必要以上の中間溶液は作製しないようにします。廃棄するのに経費がかかります。

　そこで100μL作製することにします。

　まずDMSOを滅菌済みマイクロチューブに50μL分取します。そこに上記の40mM BPAを50μL加えます。

c. 10mM BPAを含む中間溶液の作製

　これも100μL作製します。

　DMSOを滅菌済みマイクロチューブに75μL分取します。そこに40mM BPAを25μL加えます。

d. 5mM BPAを含む中間溶液の作製これも100μL作製します。

　DMSOを滅菌済みマイクロチューブに87.5μL分取します。そこに40mM BPAを12.5μL加えます。

3）最終試験培地の作製

　CGMと中間溶液を使って最終試験培地を作製します。使用するCGM量と，中間溶液のBPA濃度とその使用量との関係を表2に示します。

［作製法］

a. 6本の15mLディスポーザブルチューブのそれぞれに，表2に示した最終試験培地の作製に要するCGM量と，添加する中間溶液のBPA濃度とその使用量を，マーカーペンで図1のように記載します。

b. 希釈に先立ち，必要量（60mL）プラスαのCGMを125mLボトルに分取します。

c. このCGMを10mLディスポーザブルピペットを使って，6本の各チューブに10mLずつ分注します。

［ピペットと目盛りの読み方］

　ディスポーザブルピペットは水切りがよく，かつ液面を読みやすいことから，再現性のあるデータが得やすい利点があります。

　しかし，ディスポーザブルピペットに限らず，ガラス製のものでも使い方を誤れば，正しいデータが得られなくなります。例えば，目盛りは以下のように読みます。

表2　最終試験培地の作製に要するCGM量と中間溶液のBPA濃度と使用量

最終試験培地中の BPA濃度（μM）	CGM量（mL）	中間溶液の BPA濃度（mM）	中間溶液の 使用量（μL）
200	9.95	40	50
100	9.95	20	50
50	9.95	10	50
25	9.95	5	50
0（陰性対照）[1]	9.95	0	50（DMSO）
0（無処理対照）[2]	9.95	0	50（CGM）

[1] negative control またはsolvent control（溶媒対照ともいう）

[2] untreated control

```
（1本目のチューブ）     （2本目のチューブ）     （3本目のチューブ）
200μM BPA            100μM BPA            50μM BPA
CGM   10mL           CGM   10mL           CGM   10mL
CGM   -50μL          CGM   -50μL          CGM   -50μL
40mM BPA 50μL        20mM BPA 50μL        10mM BPA 50μL

（4本目のチューブ）     （5本目のチューブ）     （6本目のチューブ）
25μM BPA             0μM（陰性対照）       0μM（無処理対照）
CGM   10mL           CGM   10mL           CGM   10mL
CGM   -50μL          CGM   -50μL
5mM BPA 50μL         DMSO   50μL
```

図1　6本の15mLディスポーザブルチューブのそれぞれに記載する，最終試験培地の作製に要するCGM量と，添加する中間溶液のBPA濃度とその使用量

①液面のへこんだところを読む。

②目線を液面の高さに合わせる。

③最小目盛りの1/10は目分量で測定する。

d. 各チューブにCGMを入れ終わったら，チューブに記載されている「CGM 10mL」をマーカーペンでなぞって消します。

これを行うことによって，試験が現段階でどこまで進行しているかが可視化でき，確認できます。間違いなく確実に試験を進めるうえで，非常に重要な行為です。ぜひ試してみてください。

e. 「0μM（無処理対照）」以外の各チューブから，CGMを50μL除去します。

CGMを除去したらチューブに記載されている「CGM－50μL」をマーカーペンでなぞって消します。

[注意点]

10mLディスポーザブルピペットで各チューブにCGMの9.95mLを正確に分取することは難しいので，まず10mLピペットでCGMの10mLを入れ，そこからマイクロピペットで50μLを取り除きます。

f. 0μM BPAチューブに，40mM BPAを含む中間溶液の50μLをマイクロピペットで加えます。

「40mM BPA 50μL」をマーカーペンでなぞって消します。

g. 0μM BPAチューブに，20mM BPAを含む中間溶液の50μLをマイクロピペットで加えます。

「20mM BPA 50μL」をマーカーペンでなぞって消します。

h. 0μM BPAチューブに，10mM BPAを含む中間溶液の50μLをマイクロピペットで加えます。

「10mM BPA 50μL」をマーカーペンでなぞって消します。

i. 5μM BPAチューブに，5mM BPAを含む中間溶液の50μLをマイクロピペットで加えます。

「5mM BPA 50μL」をマーカーペンでなぞって消します。

j. 0μM（陰性対照）チューブに，DMSOの50μLを加えます。

「DMSO 50μL」をマーカーペンでなぞって消します。

［最終試験培地の細胞への添加］

　こうして作製した最終試験培地を培養中の細胞へ添加します。

　ディッシュまたはフラスコ，その他の容器で培養中の細胞をインキュベーターから取り出し，70％エタノールで清拭後，安全キャビネット内へ移します。

　培養容器中の培地を吸引除去した後，最終試験培地の適量を添加します。

［方法］

　最終試験培地を細胞へ添加する過程は，試験の正確性や再現性に影響を与える大切な過程です。以下に，その方法を説明します。

a.　培養容器へのコードの記載

　①細胞を培養中の容器に，試験番号や作用群を識別できるコードをマーカーペンで記載します。できるだけ位相差顕微鏡による細胞観察の邪魔にならない箇所を選んで記載します。

　②また，ディッシュの場合は蓋と本体の両方に記載するようにします。本体が迷子になっても困らないようにするためです。

b.　培養容器中の培地の吸引

　①培養容器を少し斜めに傾け，培地が溜まった部分にパスツールピペットを差し込んで培地を吸引します。ピペットを出し入れするとき，培養中の細胞をピペットの先端でこすって剥がさないように注意します。

　②吸引により培養容器中の培地が一見なくなったように見えますが，少し時間をおくと，わずかですが再び培地が溜まってきます。

　③試験薬物を作用させるとき，この培地残量が培養容器ごとに異なると容器ごとに試験薬物濃度にバラツキが生じて，正確性と再現性の高いデータを得ることができなくなります。これを防止するには，どの容器も培地残量をできるだけ同じにする必要があります。

　　その方法として，吸引後，培地がなくなったように見えたときから，短く1，2，3と三つ数え，その間吸引し続けます。数え終わったらピペットの先端を容器から離し吸引を止めます（細胞が乾かないように気をつけてください）。

　　このように同じタイミングで吸引することによって，どの容器も培地残量を同じにすることができます。

　　なお，培地を吸引する吸引機のスイッチは，一連の吸引操作中は切らないようにします。スイッチを切ると，パスツールピペットや吸引チューブ内に

残存している培地が培養容器内へ逆流して，細菌感染や細胞汚染を引き起こすことがあるからです。

c.　最終試験培地の細胞への添加

最終試験培地を細胞へ添加させるときに使用するディスポーザブルピペットは，添加量が1〜2mLの場合は2mLピペットを，2〜5mLの場合は5mLピペットを，5〜10mLの場合は10mLピペットを原則として用います。

［添加方法］

添加する方法には二通りあります。

作用濃度群ごとにピペットを換える方法と，1本のピペットで無処理対照群から陰性対照群へ，さらに低濃度作用群から高濃度作用群へと順に添加していく方法です。いずれの方法を選択しても，以下の注意を守ってください。

細胞へ添加する前に，最終試験培地を適切な容量のピペットでピペッティングして撹拌します。

撹拌も試験データの正確性や再現性の良否に大きく関わりますので，ていねいに十分行ってください。また，各作用群間で撹拌状態にバラツキが出ないようにすることも重要です。そのため，ピペッティングの回数を常に決めておくのも一法です。

なお，ピペッティングで重要なことは，吸引時に培地をピペッターへ吸い込まないことと，培地を泡立てないことです。

培地を泡立てないようにするには，

①吸引や排出によって，チューブ内の培地量が変化しても，常に培地の中央部にピペットの先端を置くこと

②培地の排出は，ピペット先端部の目盛りのない部分の中央付近までを最大とすることです。

作用群ごとに新しいピペットに換えて最終試験培地を細胞へ添加する場合には問題は少ないのですが，1本のピペットですべての作用群の細胞へ添加するときは，以下のことを守りましょう。

ある群の最終試験培地を添加し終えて，次の群の最終試験培地に移る際には，ピペットの先端部に残存する培地を，次のチューブへキャリーオーバしないようにしましょう。キャリーオーバを防ぐ方法は，

①ピペットの内面に付着した培地が下降してピペットの先端部に溜まるのを待ち

ます。

②チューブの内面にピペットの先端部を接触させ，溜まった培地をゆっくり排出させます。その後，次のチューブへ移ります。

[最終試験培地の細胞への添加]

　培養容器中の培地をパスツールピペットで吸引後，適切な容量のメスピペットを用いて，適量の最終試験培地を細胞へ添加します。

　細胞がフラスコで培養されている場合，パスツールピペットとメスピペットの使い方で注意するところがあります。それはフラスコの首の部分の内面をこれらのピペットで触って濡らさないことです。

　薬物を培地交換しながら長期間にわたって作用させることもありますし，薬物を作用させた後，何代も継代培養することもあります。首の部分に培地が付着すると細菌感染しやすくなるので注意しましょう。

《フラスコの首の内面をピペットで触らないようにする方法》

　細い首に長いピペットを通そうとすると，ピペットの先端が揺れてフラスコの首の内面に触れやすくなります。この防止策として，

①ピペットをもつ手を揺らさないことです。場合によっては，肘をついて固定します。固定したまま次の操作を行います。

②ピペットをフラスコの細い首のなかへ入れようとしないで，フラスコをもつ手をピペットの先端へ向かって動かし，フラスコのなかへピペットを入れるようにします。これは大切な操作ですので，慣れるまではゆっくり，ていねいに行うようにしてください。

　もし，ピペットが触れてフラスコの首の内面が培地で濡れた場合は，吸引状態にあるパスツールピペットで培地を吸い取ってください。首の内面がすでに汚染されていることもありますので，吸引したピペットは捨てて，フラスコ内へ挿入して培地を吸引することはやめましょう。

②直接希釈法による試験薬物の希釈

　中間溶液を作製することなしに，前述した中間溶液法の項で作製した40mM BPAを直接各作用群のチューブに添加して希釈する方法です。ここでもDMSOの最終濃度は，いずれの作用群においても0.5%になるように統一します。

[最終試験培地の作製法]

a. 6本の15mLディスポーザブルチューブのそれぞれに，図2のようにマーカーペンで記載します。

b. 希釈に先立ち，必要量(60mL)以上のCGMを125mLボトルに分取します。

c. 各チューブに10mLのCGMを10mLディスポーザブルピペットを使って加えます。

　チューブに記載されている「CGM 10mL」をマーカーペンでなぞって消します。

d. 「0μM(無処理対照)」以外の各チューブから，CGMを50μL除去します。

　CGMを除去したチューブに記載されている「CGM−50μL」をマーカーペンでなぞって消します。

《注意》

　各チューブにCGMの9.95mLを10mLディスポーザブルピペットを用いて正確に分取することは難しいので，まず10mLピペットでCGMの10mLを入れ，そこからマイクロピペットで50μLを除去します。

e. 　0μM BPAチューブに，40mM BPAの50μLをマイクロピペットを使って加えます。

　「40mM BPA 50μL」をマーカーペンでなぞって消します。

f. 　0μM BPAチューブにDMSOの25μLを加え，マイクロピペットのチップ

```
(1本目のチューブ)        (2本目のチューブ)        (3本目のチューブ)
200μM BPA              100μM BPA              50μM BPA
CGM   10mL            CGM   10mL            CGM   10mL
CGM   -50μL           CGM   -50μL           CGM   -50μL
40mM BPA 50μL          DMSO   25μL           DMSO   37.5μL
                      40mM BPA 25μL          40mM BPA 12.5μL

(4本目のチューブ)        (5本目のチューブ)        (6本目のチューブ)
25μM BPA               0μM(陰性対照)          0μM(無処理対照)
CGM   10mL            CGM   10mL            CGM   10mL
CGM   -50μL           CGM   -50μL
DMSO   43.75μL         DMSO   50μL
40mM BPA 6.25μL
```

図2　6本の15mLディスポーザブルチューブのそれぞれに記載する，最終試験培地の作製に要するCGM量，40mM BPA量とDMSO量

を取り換えた後，さらに40mM BPAの25μLを加えます。

「DMSO 25μL」と「40mM BPA 25μL」をマーカーペンでなぞって消します。

g. 　0μM BPAチューブにDMSOの37.5μLを加え，マイクロピペットのチップを取り換えた後，さらに40mM BPAの12.5μLを加えます。

「DMSO 37.5μL」と「40mM BPA 12.5μL」をマーカーペンでなぞって消します。

h. 　5μM BPAチューブにDMSOの43.75μLを加え，マイクロピペットのチップを取り換えた後，さらに40mM BPAの6.25μLを加えます。

「DMSO 43.75μL」と「40mM BPA 6.25μL」をマーカーペンでなぞって消します。

i. 　0μM(陰性対照)チューブにDMSOの50μLを加えます。

「DMSO 50μL」をマーカーペンでなぞって消します。

［最終試験培地の細胞への添加］

こうして作製した最終試験培地を培養中の細胞へ添加します。

ディッシュまたはフラスコ，その他で培養中の細胞をインキュベーターから取り出し，70%エタノールで培養容器を清拭後，安全キャビネット内へ移します。培養容器中の培地を吸引除去後，最終試験培地の適量を添加します。

【例2】高濃度の薬物を含む中間溶液を細胞へ添加させる方法

試験薬物を最終濃度まで希釈して最終試験培地を作製し，その適量を細胞へ添加する方法について紹介してきました。ここからは，最終濃度より2倍高濃度の試験薬物を含む中間溶液(試験培地ともいう)を作製し，細胞へ添加する中間溶液量と同量のCGMで培養されている細胞に，この中間溶液を作用させる方法について説明します。

表3は中間溶液中の薬物濃度と最終試験培地中の薬物濃度との関係を示しています。

［方法］

a. 　非水性薬物はDMSOで，また水性薬物は水性溶媒で溶解して最終濃度より200倍高濃度の溶液を作製します。

表3 中間溶液中の薬物濃度と最終試験培地中の薬物濃度との関係 *

	溶媒	中間溶液 （試験培地） （○mL）	最終試験培地 （2×○mL＝○mLの試験 培地＋○mLのCGM）
試験薬物の濃度	200×	2×	1×
溶媒の濃度	100%	1.0%	0.5%

*参考文献[5]を一部改変

b. それらをCGMで100倍希釈して最終濃度より2倍高濃度の中間溶液にします。

c. 培養している細胞の培地量（CGM量）と同容量の中間溶液を細胞へ添加して，最終試験培地にします。

　例えば，CGMに浮遊させた細胞の4.0mLを直径60mmのディッシュへ播種して培養を開始し，翌日，4.0mLの中間溶液をディッシュに加えて，8.0mLの最終試験培地にします。

　この方法を用いたときに注意しなければならない点を以下にまとめます。

①細胞を培養中のCGM量と同量の中間溶液を作用させて最終試験培地にするため，中間溶液を添加するまでの間，培養容器中のCGMを揺すってこぼしたり，蓋に付けたりして，CGM量に変化が生じないようにします。

②CGM量の計測や中間溶液の添加をメスピペットで行う場合，目盛りの付与されていないピペットの先端部分は，正確性に欠けるので計量に含めないようにします。

【例3】 液体の試験薬物を最終濃度まで希釈した後，細胞に作用させる方法

　これまでは，主に固形の薬物の溶解と希釈について説明してきました。そこで，試験薬物が液体の場合はどのように希釈すればよいのかについて，以下に説明します。試験薬物としてホルムクレゾール（formcresol：FC）を用います。FCは感染した歯髄を除去した後の根管を消毒する目的で，歯科臨床で使用されていました。液体です。

　FC 100g中に以下の成分を含みます。

　　（有効成分）ホルマリン40g，クレゾール40g

　　（添加物）エタノール

　　　製造元：○○○製薬工業株式会社，東京製造番号：○○○○

《FCの希釈上の留意点》

①これまでの研究から，FCは細胞毒性が強く，かつ狭い濃度範囲で急激に毒性が増加することがわかっています。よって，希釈倍率は細かめに設定します。

②FCは水性溶媒に溶けます。CGMを溶媒として使用すると，高濃度領域では，FCによってCGM中のタンパク質が凝固し混濁します。したがって，今回はPBS(－)*7を溶媒として使用します。

③この実験は，各作用群とも6枚の60mmディッシュを使い，ディッシュあたり4mLの最終試験培地を添加する想定で行います。よって，各作用群とも24mLプラスαで，26mLの最終試験培地を作製します。

【チェックポイントその1】 ||||||||||||||||

液体の試験薬物を希釈し最終試験培地を作製する方法

（1）溶媒の最終濃度を統一する方法

溶媒の最終濃度がいずれの作用群でもほぼ同一になるようにする方法です。

a. 5mLディスポーザブルチューブ1本と50mLディスポーザブルチューブ6本を用意します。それぞれのチューブに，図3のようにマーカーペンで記載します。

b.希釈に先立ち，必要量（160mL）以上のCGMを250mLボトルに，また3～4mLのPBS(－)を15mLチューブに分取します。

c. 1.0%(v/v)FCの作製
　・上記の15mLチューブに，2mLディスポーザブルピペットで1.98mLのPBS(－)を分取します。
　・「PBS(－)1.98mL」をマーカーペンでなぞって消します。
　・このチューブにFC（原液）の20μLを加えます。
　・「FC（原液）20μL」をマーカーペンでなぞって消します。
　・チューブ内のFC溶液を2mLディスポーザブルピペットでよく撹拌します。

d. 6本の50mLチューブのそれぞれに，26mLのCGMを加えます。
　「CGM 26mL」をマーカーペンでなぞって消します。

e. 「(K)0%FC」以外の5本の50mLチューブのそれぞれから，26μLのCGMをマイクロピペットで除去します。
　「CGM－26μL」をマーカーペンでなぞって消します。

f. 「(K)0%FC」から25.74μLのCGMをマイクロピペットで除去します。

「CGM－25.74μL」をマーカーペンでなぞって消します。

g. 「(B) 0.0008%FC」から「(K) 0%FC」までの5本の50mLチューブのそれぞれに，記載されている量のPBS(－)をマイクロピペットで加えます。「PBS(－)○○μL」をマーカーペンでなぞって消します。

h. 「(A) 0.001%FC」から「(E) 0.0002%FC」までの5本の50mLチューブのそれぞれに，記載されている量の「1.0%FC」をマイクロピペットで加えます。「1.0%FC○○μL」をマーカーペンでなぞって消します。

i. 「(A) 0.001%FC」から「(K) 0%FC」までの6本の50mLチューブ内のFC溶液を，10mLディスポーザブルピペットでよく撹拌します。チューブごとにピペットを換えてください。

(15mLチューブ) 1.0%(v/v) FC PBS(－)　1.98mL FC(原液) 20μL	(1本目の 50mLチューブ) (A) 0.001% FC CGM　26mL CGM　-26μL 1.0% FC 26μL	(2本目の 50mLチューブ) (B) 0.0008% FC CGM　26mL CGM　-26μL PBS(－) 5.2μL 1.0% FC 20.8μL
(3本目の 50mLチューブ) (C) 0.0006% FC CGM　26mL CGM　-26μL PBS(－) 10.4μL 1.0% FC 15.6μL	(4本目の 50mLチューブ) (D) 0.0004% FC CGM　26mL CGM　-26μL PBS(－) 15.6μL 1.0% FC 10.4μL	(5本目の 50mLチューブ) (E) 0.0002% FC CGM　26mL CGM　-26μL PBS(－) 20.8μL 1.0% FC 5.2μL
(6本目の 50mLチューブ) (K) 0% FC CGM　26mL CGM　-25.74μL PBS(－) 25.74μL		

図3　1.0%(v/v) FCを作製するのに要するPBS(－)量とFC(原液)量および最終試験培地の作製に要するCGM量，PBS(－)量と1.0%FC量

表4　溶媒として使用されたPBS(－)の各作用群における最終濃度

作用群	PBS(－)の最終濃度	作用群	PBS(－)の最終濃度
A) 0.001% FC	0.099%(約0.1%)	(D) 0.0004% FC	0.0996%(約0.1%)
B) 0.0008% FC	0.0992%(約0.1%)	(E) 0.0002% FC	0.0998%(約0.1%)
C) 0.0006% FC	0.0994%(約0.1%)	(K) 0% FC	0.099%(約0.1%)

この方法で作製すると，各作用群の溶媒の最終濃度は表4で示すように，ほぼ同一（約0.1%）になります。

（2）溶媒の最終濃度を許容濃度以下にする方法

溶媒の最終濃度が，どの作用群においても許容濃度以下になるようにする方法です。

a. 0mLディスポーザブルチューブを6本用意します。それぞれのチューブに，図4のようにマーカーペンで記載します。

b.希釈に先立ち，必要量（160mL）以上のCGMを250mLボトルに，また少量のPBS（-）を15mLチューブに分取します。

c. 6本の50mLチューブのそれぞれに，26mLのCGMを加えます。
「CGM 26mL」をマーカーペンでなぞって消します。

d. 6本の50mLチューブのそれぞれから，記載された量のCGMをマイクロピペットで取り除きます。
「CGM-○○μL」をマーカーペンでなぞって消します。

e.「（K）0%FC」以外の5本の50mLチューブのそれぞれに，記載されている量の「1.0%FC」をマイクロピペットで加えます。
「1.0%FC○○μL」をマーカーペンでなぞって消します。

f.「1.0%FC」を加えた5本の50mLチューブ内のFC溶液を，10mLディスポー

```
（1本目の            （2本目の            （3本目の
50mLチューブ）       50mLチューブ）       50mLチューブ）
(A)0.001% FC        (B)0.0008% FC       (C)0.0006% FC
CGM   26mL          CGM   26mL          CGM   26mL
CGM   -26μL         CGM   -20.8μL       CGM   -15.6μL
1.0% FC 26μL        1.0% FC 20.8μL      1.0% FC 15.6μL


（4本目の            （5本目の            （6本目の
50mLチューブ）       50mLチューブ）       50mLチューブ）
(D)0.0004% FC       (E)0.0002% FC       (K)0% FC
CGM   26mL          CGM   26mL          CGM   26mL
CGM   -10.4μL       CGM   -5.2μL        CGM   -25.74μL
1.0% FC 10.4μL      1.0% FC 5.2μL       PBS(-) 25.74μL
```

図4　6本の50mLディスポーザブルチューブのそれぞれに記載する，最終試験培地の作製に要するCGM量，1.0%FC量とPBS（-）量

ザブルピペットでよく撹拌します。チューブごとにピペットを換えてください。

g.「（K）0% FC」チューブにPBS（－）の25.74μLを加えます。PBS（－）の混合率が，「（A）0.001%FC」群の混合率（0.099%）と同じになるようにPBS（－）を加えます。

《注意》

「（A）0.001% FC」群に加えた1.0% FC 26μLには，0.26μLのPBS（－）が含まれています。

・「PBS（－）25.74μL」をマーカーペンでなぞって消します。

・10mLディスポーザブルピペットでよく撹拌します。

この方法で作製すると，各作用群の溶媒の最終濃度は表4で示すように約0.1%になります。各作用群間でPBS（－）の混入率に差が出ますが，その差は微小であるため無視します。

以上が「試薬の希釈，できていますか？」についての説明です。

細胞培養を習って間もないころ，先輩に細胞の増殖曲線を描くようにいわれ，毎週，毎週セルカウントを行いました。たった1本の増殖曲線なのに，何回実験を繰り返しても再現性のあるデータが得られず，途方に暮れたことをよく思い出します。

今回説明した「試薬の希釈，できていますか？」には，増殖曲線以上に難しい過程が含まれています。それぞれのステップを着実に，かつていねいに実験し続けることで，この過程をぜひ克服していただきたいと希望します。

筒井健機

■参考文献

1）OECD（2016），OECD Environment, Health and Safety Publications, Series on Testing and Assessment, No 231 ENV/JM/MONO（2016）1, OECD, Paris

2）佐藤武雄：有機合成化学，23（9）：768-777（1965）

3）山田道之，橋中一也：蛋白質核酸酵素，36（1）：41-53（1991）

4）Katja Kotter, Jochen Klein：*J. Neurochem.*, 73（6）：2517-2523（1999）

5）OECD（2015），OECD Environment, Health and Safety Publications, Series on Testing and Assessment, No 214 ENV/JM/MONO（2015）18, OECD, Paris

*[1] 溶解度：一定の量の溶媒に溶ける溶質の限界量を溶解度という。これ以上溶かすことのできない飽和溶液の濃度のことである。溶質とは溶媒に溶かす物質のこと。ここでは試験薬物がそれに相当する。

*[2] 芳香族化合物：分子内にベンゼン環を含む有機化合物の総称（例えば，ベンゼン，トルエン，フェノール，クレゾール，アニリン，アセトアニリド，安息香酸，サリチル酸，フタル酸他）。

*[3] アセチレンを含む不飽和化合物：分子内に炭素間三重結合を1個だけもつ鎖式炭化水素のこと（例えば，アルキン，アセチレン，プロピン，ブチン他）。

*[4] 窒素およびイオウ化合物：窒素原子に，酸素原子や水素原子，その他が化合（結合）したものの総称を窒素化合物，イオウ原子を含む化合物の総称をイオウ化合物という。

*[5] エポキシレジン：1分子中に2個以上の反応しやすいエポキシ基をもつ比較的低分子のポリマー，およびそれを縮重合させて製した熱硬化性樹脂の総称。金属の強力な接着剤，塗料，電気絶縁材料などに用いられる（広辞苑）。

*[6] ポリカーボネート：ビスフェノールAとホスゲン（もしくはジフェニルカーボネート）を原料として生産される熱可塑性プラスチックの一種。透明性，耐衝撃性，耐熱性，難燃性，寸安定性に優れているが，エステル結合をもつため，高温高湿度環境下で加水分解する（Wikipedia）。

*[7] PBS(−)：カルシウム，マグネシウム不含リン酸緩衝液

14

細胞培養における基本原則について，知ってください

　初めて培養をされる方だけでなく，これまで十分に経験のある方にも知っていただきたいことがあります。それは，「細胞培養における基本原則」です。

　ヒトの胚性幹 (ES) 細胞や人工多能性幹 (iPS) 細胞が発明されて，細胞培養に関連する技術は，めざましい発展をしてきています。それに伴い，培養した細胞は，生物学や分子生物学などの基礎研究のためや，薬を新しく作るための研究にますます利用されるようになり，さらには再生医療のために使われるようになりました。また，新しい薬は，副作用がないか，ヒトが実際に飲む前に，まず実験動物を使って確認されていましたが，最近は動物愛護の観点からできるだけ実験動物を使わないように努力されています。また，薬の作用は動物とヒトでは異なることもあり，動物実験の結果からでは，ヒトにおける効果や副作用を予測することができない場合もあるため，ヒト由来の細胞を使うようになってきています。このような状況から，急激に培養細胞の利用が広がってきています。一方で，細胞を用いた検討では別々の研究室が同じことをやっても同じような結果がでないことが報告され，確かな，信頼できる結果が求められるようになりました。そこで，「培養細胞を用いた基礎研究ならびに創薬研究開発のための細胞培養ガイダンス (GCCP) 案の作成についてのワーキンググループ」が，培養するにあたって，基本的に守っていただきたい原則をまとめました。これは，日本組織培養学会誌「組織培養研究」Vol.36 (2017) No.2 p.13-19 (http://doi.org/10.11418/jtca.36.13)に「細胞培養における基本原則」の提案として，掲載されています。この提案については，関連団体，関連学会にも情報を提供ご意見をいただき，「細胞培養における基本原則」として，改訂されています。初めて培養をされる方だけでなく，これまで十分に経験のある方にも，理解して培養を行っていただきたいと願っています。その概要をご説明します。

第一条：培養細胞は生体の一部に由来することを認識すること

　培養する細胞は，動物やヒトの体の一部から取り出してきて，体の外で増えています。体の中にあるときは，皮膚などに守られており，また，栄養が行き渡っています。ですが，培養細胞は，ヒトが栄養を与えたり，守ったりする必要があります。間違った作業を行ってしまうと，培養細胞の特性を変えてしまうこともあります。ですから，特に次の項目について，十分注意しましょう。

（ⅰ）それぞれの細胞に応じた適切な培養温度，CO_2/O_2濃度，培養液，コーティング剤を選びましょう。

（ⅱ）それぞれの細胞に応じた取り扱いを行いましょう。

　線維芽細胞，上皮細胞，神経細胞，iPS細胞と，ぞれぞれ細胞の分散方法や培地交換などで気をつけることが異なります。扱う細胞が異なれば，操作の内容も異なるのです。同じ種類の細胞であっても，細胞密度が薄い時と濃い時，未分化な時と分化した時など，その状態により操作内容は異なってきます。それぞれの細胞に応じた取り扱いをしないと，細胞の品質が低下して，本来の実験結果を得ることができなくなります。培養を始める前に，その細胞の取り扱い方を調べておきましょう。

　なお，作業をする際には，その手順を事前にまとめておき，可能であればプリントなどして作業場に持ち込みます。細胞の状態や状況に合わせた操作が必要となるようなことが想定される場合には，それに対応した方法を記載しておくのがよいでしょう。さらに，細胞の状態をどのように判断するのか，なども事前に決めておき，記載しておきましょう。

（ⅲ）培養細胞の取り扱い方によってはその細胞の特性が変化してしまうことあるので注意が必要です。例えば，細胞バンクから入手した細胞を，ストック細胞を作らず，一度も凍結しないで1年以上も培養を継続することは望ましくありません。また，本来，継代時に1：4の割合でスプリットして培養するプロトコールの細胞を，継代時期をずらしたいからといって，1：20の割合で薄い細胞密度で播種したりすることも望ましくありません。不必要な長期培養や過度のストレスなどによって細胞の形質が変化してしまうことを理解しましょう。

第二条：入手先の信頼性，使用方法の妥当性を確認すること

　細胞を入手する際，信頼できる入手先であり，入手方法が妥当かどうか，また，

使用しようとする方法が妥当かどうか，などを含めて十分に検討し，倫理上問題のない責任ある取り扱いを行わねばなりません。

（ i ） 組織から採取する方法や研究目的・手法については，各種の法令・指針等を確認して，きちんと守らねばなりません。

（ ii ） すでに多数の論文において利用されているような汎用細胞などの株化細胞を入手する際には，公的な細胞バンク等の信頼のおける細胞バンクから，品質管理された細胞を入手しましょう。細胞バンクのリストに掲載されていない細胞を入手する際には，可能な限り提供元における細胞の品質管理に関しての情報を確認する必要があります。

（iii） 樹立者，寄託者の意向を尊重し，入手した細胞の使用条件を確認し，その条件を守る必要があります。

第三条：培養細胞への汚染を防止すること

培養細胞は組織から取り出した状態であり無防備で弱く繊細であるため，細菌，真菌，およびウイルス等が感染（コンタミネーション）したり，あるいは，伝搬の危険性があります。培養手技によっては，意図せずとも他の細胞を混入（クロスコンタミネーション）させてしまう危険性があります。さらに用いる培養試薬に異常プリオン等の異物が混入していることが懸念され，結果的にそれらが細胞に混入してしまう可能性があります。これらは総合的に培養環境・培養工程を制御することによって，防止することができます。特に以下の項目が基本事項として重要です。

（ i ） 細胞培養を行う環境は，コンタミネーションが発生しないよう整備する必要があります。特に，マイコプラズマによる汚染は培養操作の過程では認知が難しく，感染を見逃しやすいため，感染の伝播が生じやすいため，定期的な検査を行いましょう。

（ ii ） 作業工程・手技，培養試薬，培養資材を適切に管理し，コンタミネーション，クロスコンタミネーション，異物の混入を防止しましょう。

第四条：培養細胞の管理・取扱い記録を適切に行うこと

培養細胞を用いた実験結果が再現性があり，信頼できる内容とするために必要な情報について責任を持って記録しておかねばなりません。特に，以下の項目を記録として残すことが重要です。

（ⅰ）　入手時の記録

入手元，入手日，輸送記録，継代数，ロット番号，購入記録，データシート（培養条件，保存液，細胞数などが記載されている資料）を保存しておきましょう。使用許諾が必要な場合には，許諾書を保存しておきましょう。

（ⅱ）　培養記録

入手後，使用機関での継代数，使用期間がわかるよう記録しましょう。培養条件（培養液，培養基材，播種密度等）は記録しておきましょう。また，入手後できるだけ早い段階での培養時の細胞の位相差顕微鏡像を撮影しておきましょう。

（ⅲ）　保管の記録

細胞を入手後は，できるだけ早い段階で，凍結細胞ストックを作成し，保管しましょう。その際，凍結日，継代数，培養条件，凍結用保存液，凍結作業者を記録しておきましょう。

（ⅳ）　譲渡・廃棄の記録

通常は，第三者への細胞の譲渡は禁止されています。入手した細胞を加工し，他機関では入手できない場合には，譲渡が許可されることがあります。譲渡しようとする場合には，その条件を十分確認しなくてはなりません。研究が終了し，入手した細胞を使用の可能性がなくなった場合には，入手元に返すか，廃棄するか，などの情報は，一般的には譲渡条件に記載されていますので，確認しましょう。廃棄を行った場合には，その旨，入手記録とともに記録をしておきましょう。

なお，これら記録の保存については，各種指針等および所属機関の規定等があります。指針や規定を確認し，管理・保存しなくてはなりません。

第五条：培養作業者の健康と安全，周囲環境への配慮を行うこと

作業する際には，用いる細胞，試薬，機器等に関する安全性情報，安全対策に関する知識を十分に理解した上で，作業を開始しましょう。用いる細胞，試薬，機器には取り扱い上の危険性があることを十分に認識し，実験用手袋・実験用メガネ・マスクの着用，クリーンベンチあるいは安全キャビネットの使用，必要なバイオセーフティーレベル（BSL）での取り扱い，適切な操作方法等，十分な安全対策をもって使用しなくてはなりません。特に以下の項目が基本事項として重要です。

（ⅰ）未知の病原微生物その他疾病の原因となるものが培養作業を介し作業者へ感染伝搬するのを防止するよう対策をとる必要があります。

細胞や試薬などについて，通常は，現代の医学において検出できる病原体については検査が行われ，陰性であることが示されています。しかし，現段階において検出されていなくても，未知なる病原体が存在することは否定できません，ヒト・サル等の霊長類由来の細胞は，基本的にBSL2としての取り扱いが推奨されています。他の動物種においても，十分な安全性対策をもって使用しましょう。

（ⅱ）生物由来製品を含む培養液は，未知の病原微生物その他疾病の原因となるものによる汚染を完全に否定することはできません。したがって，十分な安全性対策をもって使用しましょう。まず，病原微生物検査の実施の有無を確認しておきましょう。ヒト由来成分である場合には，B型肝炎ウイルス（HBV），C型肝炎ウイルス（HCV）およびヒト免疫不全ウイルス（HIV-1およびHIV-2）が検査されていることを確認しましょう。また，動物由来成分の場合には，ウシなどの反芻動物由来原料等が含まれている場合には，原産国を確認しましょう。検査されていない，また，情報が明らかではない場合には，十分注意をして取り扱わねばなりません。。

（ⅲ）作業者の安全確保のため，作業者は定期的に健康状態を確認しておく必要があります。

（ⅳ）環境の保全のために，廃棄物に関する施設の規則，施設の所在地の自治体の条例等に従い，適正に廃棄物を処理しなくてはなりません。

謝辞

　細胞培養における基本原則についての提案の作成は，国立研究開発法人日本医療研究開発機構（AMED）の再生医療実用化研究事業の支援によって行われました。本稿は，日本組織培養学会誌・「組織培養研究」Vol.36（2017）No.2 p.13-19（http://doi.org/10.11418/jtca.36.13）に掲載された内容を転載，解説しました。「培養細胞を用いた基礎研究ならびに創薬研究開発のための細胞培養ガイダンス（GCCP）案の作成についてのワーキンググループ」のご協力に感謝いたします。また，「細胞培養における基本原則」の提案についてご意見をいただきました各関係者に感謝いたします。

古江美保

■参考文献

1) 小原有弘，大谷梓，小澤裕，塩田節子，増井徹，水澤博：培養細胞研究資源のマイコプラズマ汚染調査，*Tiss. Cult. Res. Commun*, 26, 159-163, 2007.

2) 水澤博，小澤裕，小原有弘，増井徹，佐藤元信，岩瀬秀，深海薫，西條薫，中村幸夫：培養細胞で頻発するクロスコンタミネーションへの警戒，実験医学，26，561-567, 2008.

3) 小原有弘，佐藤元信，西條薫，中村幸夫：細胞誤認：その現状と研究者にもとめられる対策，実験医学，32，1413-1418, 2014.

4) ANNOUNCEMENT：Time to tackle cell's mistaken identity. Nature, 520, 264, 2015.

5) Coecke, S., Balls, M., Bowe, G., Davis, J., Gstraunthaler, G., Hartung, T., Hay, R., Merten, O.W., Price, A., Schechtman, L., Stacey, G. and Stokes, W.; Second ECVAM Task Force on Good Cell Culture Practice.: Guidance on good cell culture practice. a report of the second ECVAM task force on good cell culture practice. *Altern. Lab. Anim.*, 33, 261-287, 2005.

6) Pamies, D., Bal-Price, A., Simeonov, A., Tagle, D., Allen, D., Gerhold, D., Yin, D., Pistollato, F., Inutsuka, T., Sullivan, K., Stacey, G., Salem, H., Leist, M., Daneshian, M., Vemuri, M.C., McFarland, R., Coecke, S., Fitzpatrick, S.C., Lakshmipathy, U., Mack, A., Wang, W.B., Yamazaki, D., Sekino, Y., Kanda, Y., Smirnova, L. and Hartung, T.: Good Cell Culture Practice for stem cells and stem-cell-derived models. *ALTEX.*, doi：10.14573/altex.1607121.

7) 日本組織培養学会倫理問題検討委員会：非医療分野におけるヒト組織・細胞の取り扱いについて－とくに組織培養献供油での取り扱いを中心とした法・倫理・安全視点からの基本的遵守事項と自主ルール構築のための参考事項，組織培養研究　17(4)：117-171, 1998.

8) 日本組織培養学会：細胞培養実習テキスト，じほう

染色体の展開方法
染色体を展開するコツを教えます！

　昨今，ヒトiPS細胞を用いている方も多いと思います。ヒトiPS細胞やヒトES細胞は，ゲノムが不安定であることも多く，継代を長期に重ねていくうちに，染色体数が増えていることは珍しくありません。そのため，継続して使用する場合には10継代に一度の染色体検査が推奨されています。また，昨今，正常のヒトの細胞を培養することが多くなりましたが，マウスの細胞が混ざってしまい入れ替わるということもよくあることです。そのような場合，染色体の数と形を調べればすぐにわかります。そんな時，気軽に染色体検査ができると安心です。コルセミドによりM期で停止させた細胞を調整できれば染色体を簡単に回収できます。染色体の展開方法は，身近にある器具を使って行うことができます。コツさえつかめば，誰にでもできますので，付録として，日本歯科大学名誉教授　筒井　健機先生に，コツを記載いただきました。参考にしていただければと思います。

日本歯科大学 名誉教授
筒井　健機

TAKEKI TSUTSUI
The Nippon Dental University School of Dentistry at Tokyo

染色体サンプルの調整方法

　培養細胞の染色体を解析するためには，コルセミドなどの分裂阻害剤の添加により，M期で，細胞周期を停止させ，細胞を回収して，染色体を調整する。ヒトES/iPS細胞においては，コルセミドに対する感受性が異なる株もあり，若干の工夫が必要である。方法については，下記文献を参照されたい。

　　組織培養の技術　日本組織培養学会編　（第二版）　P42-46
　　日本組織培養学会誌　組織培養研究　Tiss.Cult.Res. Commun, 30:145-157(2011)

染色体の展開方法

[1]　準備

・スライドガラス

　　脱脂洗浄処理済みのプレクリンタイプのもので，かつスライドガラスの一端（1.5cm程度）にスリ加工（frost加工）が施され，文字が記入できるようになっているもの[*1]（Muto-Glass, Cat.No. 5126 Pre-cleaned）（図1）。

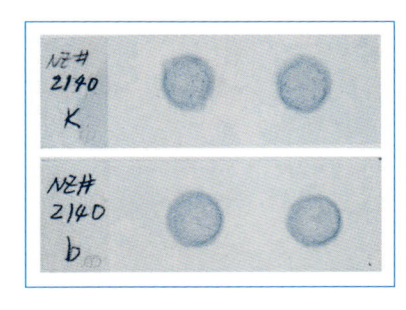

図1　染色体展開用に実際に使用されたスライドガラス

スライドガラス左端のスリ部分に，鉛筆で実験番号と実験コードを記載する。図は正常ハムスター胎仔細胞（SHE細胞）を，適切な細胞濃度でカルノア固定液[*1,2]に浮遊させた後，スライドガラス上に滴下しギムザ染色したもの。
SHE細胞のスライドガラス上の細胞密度が，対照群（K）と同程度になるように，実験群（b）の細胞濃度を調整した後，滴下した。スライドガラス上の細胞密度は，滴下直後の細胞の位相差顕微鏡像で判断した。

・スライドガラスの磨き方

　　脱脂洗浄処理済みとして市販されていても，染色体をきれいに展開させるためには，スライドガラスをさらに脱脂・清拭する。その方法を以下に述べる。

（1）染色バットまたは広口共栓瓶（図2）にジエチルエーテルとエタノールを
　　　1：1の割合で入れ，ここにスライドガラスを3，4日以上浸漬する。
　　　（スライドガラスを浸漬させる液としては，その他に，エタノールや
　　　70％アルコールがある。いずれを選択するかは，各研究施設の廃液に

関する取り決め等も考慮して決める。）

(2) 染色体標本作製日またはその前日に、スライドガラスをピンセットで取り出し、濾紙上に立てて軽く余分の液を吸い取る。

(3) スライドガラスの縁を指でしっかり挟んで固定し、2〜3枚重ねにしたキムワイプ［日本製紙クレシア株式会社（東京）］を使って、スライドガラスの表面を徹底的に磨くようにして清拭する。

　　このときゴム製やプラスチック製の手袋を着用すると、手袋から何らかの物質が溶出してくるため、スライドガラスがきれいにならない。化粧水や乳液、薬剤等の付着した手でも同様のことが起こるので、事前にこれらをよく洗い落とす。また、ティッシュペーパーは、香料などが配合されていることが多いため使用しない。

・磨いたスライドガラスの良否の判定

　　スライドガラスが、以下に示す（1）と（2）の両方をクリアしていれば、磨き具合が良好であると判定する。

(1) スライドガラスに息を吹きかけたとき、ガラスが万遍なく曇った場合。

　　曇り方にむらや偏りのあるときは、スライドガラスに再度息を吹きかけ、ガラスが曇っている間に、キムワイプでさらに磨き直す。

(2) 試しにスライドガラス上に、カルノア固定液*1, 2を1滴滴下する。滴下した液が歪みなく丸く広がり、かつ円周がノコギリの歯のようなギザギザではなく、きれいな円い線になっている場合。

　　カルノア固定液を滴下したスライドガラスは、キムワイプで再度磨いてもきれいにならないので、広がりの悪かったスライドガラスは磨き直さない。

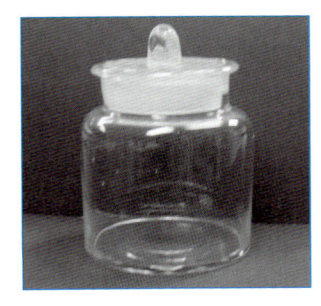

図2　スライドガラスを脱脂するために使用する広口共栓瓶
直径約11cmの広口共栓瓶に300〜400mLのジエチルエーテルとエタノールの1：1混液を入れる。そこにスライドガラスを1枚ずつ重なり合わないようにしながら加えて、3、4日以上浸漬する。ジエチルエーテルとエタノールの混合液の他に、エタノールや70％エタノールを用いてもよい。

・磨いたスライドガラスの保管

　　スライドガラス上のホコリをブロワーで吹き飛ばした後，スライドケース*3に保管する。保管時間が長くなるとガラスが曇って使用できなくなる。経験上，少なくとも前日に磨いたものは使用できる。

・固定した細胞をスライドガラス上へ滴下するとき使用するピペット（図3）

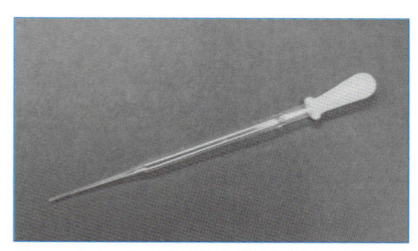

　（1）先が細く長いピペット，例えば，全長が22.9cm（9インチ）のパスツールピペット（Corning, Cat.No.7095D-9）を用いる。ただし，このピペットをそのまま使用すると先端部が細すぎるため，カルノア固定液をスライドガラス上に滴下したとき，液量が少なく，十分な広がりが得られないことがある。このときは，パスツールピペットの適当

図3　カルノア固定液に浮遊させた細胞をスライドガラス上へ滴下するときに使用するピペット

全長が22.9cm（9インチ）のパスツールピペットをそのまま使用すると，先端部が細すぎて滴下する液量が少なくなり，スライドガラス上の細胞浮遊液の広がりが悪くなる。パスツールピペットを先端から約8cmのところで切断して，先端部を少し太くしたものを用いる。

　　な太さのところをヤスリで切断した後使用する。（われわれは，先端から約8cmのところで切断している。切断後のピペット先端部の内径は1.3mm前後である。）

　（2）ピペットにシリコン製のピペット用スポイト（1mL用）を装着する。

　　　シリコン製のスポイトは弾力性に富むため，柔軟で，かつ繊細なピペッティングを行うのに適している。

（注意，その他）

　（1）パスツールピペットがガラス製の場合，カルノア固定液で固定した細胞はピペットの壁面に付着しやすい。付着による細胞の損失を少なくするため，ピペッティングはピペットの先端部の細いところで行い，ピペットの上方までカルノア固定液を吸い込まないように注意する。

　（2）ガラス製のピペットの他に，ポリプロピレン製のマイクロピペット用チップを使用してもよい。ポリプロピレン製のものは，ガラス製のものと違っ

て細胞が付着しにくい。

(3) マイクロピペット用チップは200μL用を用いる。スライドガラス上に滴下する固定液の量が少なすぎて，液の広がりが足りない場合は，適当な太さのところでチップを切断して使用する。例えば，チップの先端から7〜8mm離れた箇所。

(4) 切断して先端が太くなったチップを，20μL用か100μL用のマイクロピペッターに装着する。200μL用のマイクロピペッターは，ピペッターのピストン部分の動きが重いため，細胞の滴下時にチップの先端がブレやすく，スライド上の狙った位置に細胞を滴下しにくいことがある。

[2]　染色体の展開

・カルノア固定液で固定した細胞のスライドガラス上への滴下

1)　細胞濃度の調整

　スライドガラス上に滴下するカルノア固定液中の細胞濃度は，試しに細胞を適量のカルノア固定液に浮遊させた後，その1，2滴をスライドガラス上に滴下し，ガラス上に広がった細胞の密度や染色体の展開具合を，位相差顕微鏡や光学顕微鏡で観察して決める。

（方法）

(1) カルノア固定液で固定した細胞を遠沈して上清を捨てる。

(2) 遠心管の尖端部を指で優しくタッピング（tapping）して，細胞沈渣をほぐす。

(3) 適量の新しいカルノア固定液を加えた後，図3で示したパスツールピペットの先端部の細い部分を使って，細胞を優しくピペッティングする。そ

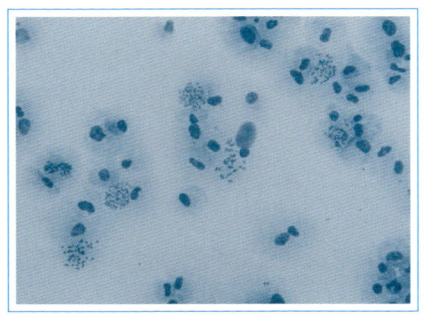

図4　スライドガラス上へ滴下した培養哺乳類細胞のギムザ染色後の光学顕微鏡像

図1のスライドガラス「NZ＃ 2140 K」上のSHE細胞を，40倍の対物レンズを用いて光学顕微鏡で観察した。染色体の展開が良好な分裂中期細胞が多数認められる。これらの細胞では，染色体の背景（細胞質）がギムザ液で薄く染まっている。これは染色体の展開時に，細胞膜が破壊されなかったため，細胞内に染色体と細胞質が保持されていることを示している。染色体が細胞外へ飛散していない証しになる。

　　　の後，細胞浮遊液の1，2滴をスライドガラス上に滴下する。

　　　ここでいう適量とは，新しいカルノア固定液に再浮遊させた細胞を，スライドガラス上に滴下したときの細胞密度が，図1のような細胞密度になるように，（2）の細胞に加えるカルノア固定液の量をいう。

　　　図1の細胞を40倍の対物レンズを用いて観察すると，高頻度に分裂中期細胞がみられる（図4）。

（細胞種や研究の違いによって細胞濃度を変える）

　　　図1と図4に示した細胞は，形質転換試験や遺伝毒性試験に使われている正常ハムスター胎仔細胞であるが，ヒト細胞では一般に，これより細胞密度の低いほうが染色体の広がりがよい。

　　　化学物質等の染色体異常誘導能を評価する研究では，実験群あたり100〜200分裂中期細胞の染色体をスコアする。このような研究では，細胞密度が低すぎて，細胞が分散し過ぎると，分裂中期細胞を探すのに時間がかかり，効率よくスコアすることができない。一方，細胞密度が高すぎると，細胞が重なり，染色体の広がりが悪くなる。細胞や研究に合わせて，細胞濃度を適宜調整する必要がある。

2）　細胞濃度の微調整

　　　上記の方法で調整した細胞濃度が低い場合は（スライドガラス上の細胞密度が低い場合は），細胞を遠沈し，上清のカルノア固定液を少量除去する。

　　　その後，細胞をピペッティングし，スライドガラス上に滴下して細胞密度の良否を判定する。また逆に，カルノア固定液中の細胞濃度が高い場合は（スライドガラス上の細胞密度が高い場合は），カルノア固定液を細胞浮遊液に追加して，細胞濃度を下げる。

3）　細胞浮遊液のスライドガラス上への滴下

（方法）

（1）細胞濃度調整済みの細胞浮遊液を，パスツールピペットの先端部の細い部分を使って，緩くピペッティングする。

（2）（1）と同じピペットを使って，先端部の細い部分に細胞浮遊液の少量を取り，保持する。

　少量とは，スライドガラス上に細胞浮遊液を1，2滴滴下すると，ピペット内に浮遊液がほとんど残らなくなる位の量をいう。ピペット内に細胞浮遊液が残っていて，これが何かの拍子に落下して，スライドガラス上の細胞に加わると，スライドガラス上の細胞密度が変化し，染色体がきれいに展開しなくなる。

　また保持とは，細胞浮遊液の少量をピペット内に吸った後，指をスポイトから離してもピペット内に空気が入らず，ピペットの先端部の細い部分が少量の細胞浮遊液で満たされたままの状態になっていることをいう。

　この状態であると，ピペットを動かしても細胞浮遊液が落下しないため，スライドガラス上の狙った箇所に，正確に細胞を滴下することができる。

(3) スライドガラスの2〜3cm上方から，細胞浮遊液を1，2滴滴下する。

　細胞浮遊液を1滴滴下するときは，スライドガラスの中央部に，2滴滴下するときは，互いに重ならないように左右に少し離して滴下する(図1)。

・スライドガラス上に滴下した細胞への湿度の与え方

　滴下した細胞浮遊液はスライドガラス上で広がり，やがて乾燥する。染色体をきれいに展開させるうえで，この過程は極めて重要である。

　大切な点は，(a) 細胞浮遊液が広がり始めてから乾く直前までの間，適切な湿度をどのようにして細胞に与えるかということと，(b) 乾く直前に細胞に吹きかける風の当て方である。

　その他に，室温や滴下する細胞浮遊液の温度も大切であるが，ここでは，特に重要な湿度の与え方と乾燥のための風の当て方についてのみ解説する。

(湿度の与え方)

(1) 恒温水槽中に設置した試験管立ての最上段にスライドガラスを並べ，そこに細胞浮遊液を滴下する。

(2) 水で濡らしたペーパータオル上にスライドガラスを並べ，そこに細胞浮遊液を滴下する。

(3) 加湿器やエアコンで室内の湿度を調節する。

（4）その他（呼気による加湿など）

　いずれの方法を用いても，ある程度熟練すれば，広がりのよい良質な染色体標本を作製することができる。どの方法を選択するかは，実験内容を考慮して決める。

　例えば，染色体標本作製時に，染色体の広がり具合の異なる複数の試料を同時に扱うことがある。培養動物細胞を用いて化学物質等の染色体異常誘導能を評価する研究では，対照群の他に細胞毒性の異なる複数の実験群を扱う。染色体の広がり方が細胞毒性によって異なるような化学物質を細胞に作用させた場合，細胞に与える湿度を実験群間で変える必要がある。このような研究では，次に述べる呼気による加湿法のような，与える湿度を容易に微調整できる方法を選択すると，能率よく研究することができる。

（呼気による加湿法）

（1）両手の指を互いに軽く組んでドーム形にし，これで細胞浮遊液を滴下した直後のスライドガラスを覆う。

（2）両手の母指と人差し指の隙間からドーム内に息を吹きかける。吹きかけた直後に，両手の母指と人差し指の隙間をふさぐと同時に，ドーム全体を手前に倒してドーム内を密閉し湿度を保つ。

（3）細胞種やスライドガラス上の細胞密度によっても，染色体の広がり具合は異なるので，その都度，位相差顕微鏡で観察しながら，吹きかける息の強さと長さを変えて湿度を調整する。湿度不足や加湿時間が短いと染色体の広がりは悪くなる。逆に過湿度状態になると，細胞外へ飛散した染色体やふやけた感じの染色体が観察されるようになる。

・スライドガラス上に滴下した細胞への風の当て方
（方法）

（1）滴下した細胞浮遊液が乾く直前に，ニュートンリング様の縞模様が出現する。このときが，細胞へ風を与え始めるタイミングである。

（2）風は，消費電力の小さいヘアドライヤーからの冷風を弱風で，スライドガラスの4，50cm上方から，そっと与える。風を与えるタイミングが早い場合や，風が強すぎると乾燥が早まり，染色体の広がりが悪くなる。

（3）風の強度を弱めるため，われわれは指を大きく開いた手の掌を，ヘアドライヤーとスライドガラスの間で，ゆっくり前後に動かして風の流れを妨げている。

（位相差顕微鏡で観察すると，風を与えることによって，染色体がスライドガラスにしっかり付着するようにみえる。）

［3］　展開させた染色体の良否の判定

スライドガラス上に展開させた染色体の良否は，細胞浮遊液を滴下し風を与えて乾燥させたスライドガラスを1枚作製するたびごとに，位相差顕微鏡で観察して判定する。染色体の広がりが悪ければ，前述のように湿度や風の当て方を変えて，良好な染色体像が得られるまで作製し直す。良好な像が得られたら，必要な量のスライドを作製する。なお，位相差顕微鏡観察は20倍または40倍の対物レンズを用いて行う。

良好な染色体像とは，（a）染色体がほとんど重なることなく広がっている，（b）染色体の飛散や混入がない，（c）染色体の背景に，ごく薄く細胞質の存在が認められる，などである（図4と5）。

細胞質の存在は，染色体の展開時に細胞膜の破壊がなく，細胞内に染色体が保持されていることを示している。化学物質等の染色体異常誘導能を評価する研究

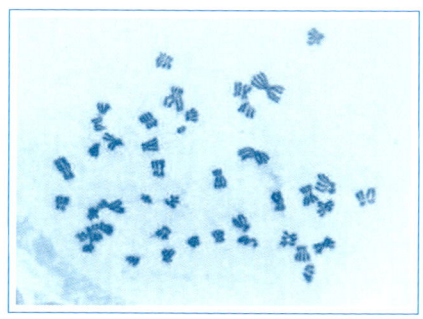

図5　スライドガラス上に展開させた培養哺乳類細胞染色体
図1のスライドガラス「NZ＃ 2140 b」上の分裂中期細胞を，100倍のノンカバーグラス用対物レンズを用いて観察した。
SHE細胞を用いてある医薬品の染色体異常誘導能を検討したところ，図に示すような染色体の数的異常の一種である核内倍加が観察された。核内倍加とは，細胞の倍数性（ploidy）が倍加された状態（SHE細胞では2nが44本であるので，88本）をいい，通常の染色体が2個並列した二重染色体となる。
図のように，多くの染色体が重なることなく広がっている。また，図4でも述べたが，この分裂中期細胞でも染色体の背景がギムザ液で薄く染まっていることから，染色体が細胞外に飛散していないことがわかる。

では，染色体の構造異常のみならず，異数性や倍数性などの数的異常もスコアする（図5）。このような研究では，染色体の飛散や他の細胞からの混入を可及的に抑える方法で染色体を展開させる必要がある。

筒井健機

---

*1　染色体標本用のスライドガラスに文字を記入するときは，鉛筆を使う。ボールペンや油性のサインペンは使用しない。ボールペンや油性ペンで書かれた文字は，染色体標本作製時に細胞の固定や固定した細胞をスライドガラス上に滴下する際に用いる，カルノア固定液（Carnoy's fixative）と呼ばれるメタノールと酢酸の3：1混合液に触れると消失するからである。

*2　カルノア固定液は日持ちしないので，染色体標本作製時にその都度調製する。

*3　スライドケースには，木製のものとプラスチック製のものとがある。以下の場合は，木製のケースを使用する。
スライドガラス上に展開させた染色体をより鮮明に観察するために，カバーガラスをかけずにイマージョンオイル（油浸オイル）を使って，100倍のノンカバーガラス用対物レンズで検鏡することがある。この方法では，検鏡後イマージョンオイルを除去する目的で，スライドガラスをキシレンに浸した後，ケース内に保管する。スライドガラスにイマージョンオイルやキシレンが残っていると，プラスチックケースの場合，プラスチックが溶けてスライドガラスに付着することがある。

編著者略歴

古江 美保（ふるえ みほ）

日本学術会議連携会員

歯科医師，歯学博士

専門：幹細胞生物学，発生生物学，ビジネスコンサルタント

広島大学歯学部卒（1986年），広島大学大学院卒（1990年）
広島大学歯学部付属病院，神奈川県立こども医療センターにて臨床を経験後，神奈川歯科大学生化学教室の講師として，基礎研究に従事。2005年に英国・シェフィールド大学のPeter Andrews教授の元でヒトES細胞の培養を経験し，2006年ヒトES細胞用無血清培地を開発。帰国後，国立研究開発法人医薬基盤・健康・栄養研究所のPIとなり，ヒトiPS細胞バンクを設立運営，培養指導を行うとともに，細胞培養の指導をヒト多能性幹細胞の品質評価法，形態評価法，肝前駆細胞用無血清培地，神経幹細胞分化誘導無血清培地などの研究開発に従事。2017年に株式会社ニコンに転職，2021年に退職。2022年に株式会社セルミミックの代表取締役，広島大学歯学部客員教授，ビジネスモデルイノベーション協会認定コンサルタント

本当に知ってる？　細胞を培養する方法

定価　本体3,000円（税別）

2019年 7 月 1 日　発　行
2022年 3 月31日　第2刷発行
2024年12月25日　第3刷発行

編　著　　古江 美保

発行人　　武田 信

発行所　　株式会社　じほう

　　　　　101-8421　東京都千代田区神田猿楽町1-5-15（猿楽町SSビル）
　　　　　振替　00190-0-900481
　　　　　＜大阪支局＞
　　　　　541-0044　大阪市中央区伏見町2-1-1（三井住友銀行高麗橋ビル）

　　　　　お問い合わせ　https://www.jiho.co.jp/contact/

©2019　　　　　　　　　　　　　組版 レトラス　　印刷　（株）暁印刷
Printed in Japan

ISBN 978-4-8407-5209-1